こういうことだったのか!!
NPPV

Eureka! The Essence of NPPV

小尾口邦彦 著
京都市立病院集中治療科部長

中外医学社

NPPV アゲイン

　人工呼吸といえば，侵襲的人工呼吸（挿管を伴う人工呼吸）であった時代に医師人生が始まった筆者にとって，2000年代初頭のNPPV登場は衝撃的でした．従来であれば，肺水腫を伴う急性心不全に対して，鎮静薬を投与しながら挿管し人工呼吸を始めると，それまで高血圧であった患者が低血圧となり慌てて昇圧薬を投与し…といったお世辞にもスマートとはいえないシーンが少なからずありました．NPPVによって，鎮静薬も昇圧薬も必要とせず，わずか数時間で人工呼吸から離脱する患者をみたとき，急性呼吸不全管理におけるブレイクスルーを感じました．

　一方，NPPV機器・回路・設定は比較的単純な構造であるにも関わらず，マスクフィッティング，リーク対策，NPPVモード，患者評価などにおいて様々なコツがあります．単純な構造であるからこそコツが必要なのかもしれません．NPPVがデビューしたころ，様々な試みがなされ呼吸関連学会においてもおおいに議論されコツが披露されました．

　NPPVが衝撃的なデビューを果たしてから十数年が経過し，NPPVは普通の治療となりました．導入期に苦労して業務をつくりあげた同志は異動によりバラバラとなり，「みようみまね」で使われていると感じるシーンがあります．NPPV運転はコツ次第ですが，乗り手を選ぶこと自体あまり意識されません．

　2010年代初頭，新星ネーザルハイフローが登場し，NPPVの存在感がやや薄れたように感じます．NPPVとネーザルハイフローはライバルである面もありますが，補い合う関係でもあります．「NPPVはネーザルハイフローに劣る」とする報告がみられますが，「NPPVを使いこなせているのか？」と問いたくなります．逆説的にいえば，「NPPVを乗りこなせないのならネーザルハイフローの方が優れている」のかもしれません．

筆者自身，あらたな気持ちでNPPVを見直すこととし，筆者の経験からえたNPPVにまつわる様々なコツを本書にもりこみました．本書を通じて，NPPVを上手に乗りこなす仲間が増えることを望みます．

　2017年7月

小尾口　邦彦

目　次

CHAPTER 01　まず，オーソドックスな人工呼吸器を理解し，次に NPPV の仕組みを理解し Bilevel 設定する理由を知る……1

> たまに？　結構？　ある誤解　オーソドックスな人工呼吸器（汎用人工呼吸器）の構造　定常流とは　シングルブランチ（1本管）には弁をもつ仕組みともたない仕組みがある　NPPV による回路内圧のつくり方　NPPV による換気　NPPV 専用機の最低圧は 2〜4cmH$_2$O　NPPV はなぜ Bilevel 設定なのか？

CHAPTER 02　呼気ポート付マスク・呼気ポートなしマスク……13

> 呼気ポート付マスク　気管切開患者に NPPV 専用機を接続するときは要注意!!　NPPV 専用機と汎用人工呼吸器の換気は違うのか？　多くの汎用人工呼吸器でも NPPV 施行は可能だが…　シングルブランチ＝呼気ポート付マスクとは限らず…　呼気ポートなしマスクには，ベント（安全弁・窒息防止弁）ありとなしがある　NPPV のリークは1カ所ルールを厳守する　ミスを犯さないための組織としての対応

CHAPTER 03 皮膚・軟部組織保護を理解するために
〜多くの看護師は知っているが多くの医師は
知らない，あるいは関心がないこと〜……………………23

> 圧に加えて，「ずれ」が重視される　寝具や腹臥位用製品から学ぼう！！

CHAPTER 04 NPPVマスク装着にドレッシング素材を
ルーチン併用することは適切なのか？………………29

> MDRPU　予防ドレッシング　ツルツル×ツルツル＝ツルツルとは限らない　「NPPVマスク装着にドレッシング素材をルーチン併用すること」の真の問題点　筆者施設における現在の対応　NPPVマスクによる軽度MDRPUはトレードオフの要素があることも理解する

CHAPTER 05 リークを気にしすぎるな！！　でも，気にしろ！！……43

> NGチューブ用パッド　リーク教育の難しさ　2つのリーク　リーク（アンインテンショナルリーク）が多いとなぜ困るのか？　ペイシャントリークとトータルリーク　インテンショナルリーク量を規定するのはEPAP　リーク（アンインテンショナルリーク）をどれぐらい許容できるのか？　リークを気にしすぎるな！！でも気にしろ！！

CHAPTER 06 マスクフィッティングを制するものは
NPPV を制する ·· 53

> NPPV マスクの選択とその構造の特徴　ダブルクッションタイプ　ジェルタイプ　（狭義の）ジェルタイプ　マスクフィッティングを制するものは NPPV を制する　筆者が考える良質なマスクフィッティングのコツ

CHAPTER 07　NPPV 実践講座 ·· 63

> NPPV の適応・開始の基準　NPPV の適応疾患　適応をしっかり理解しよう　気管支喘息への NPPV 使用　NPPV のモード選択・条件設定　ライズタイム　S/T モードと CPAP モードのどちらを選択すべきか？　NPPV の圧設定用語　S/T モードの一般的な開始条件　NPPV 設定の変更　IPAP をどの程度まで上げることができるのか？　加温加湿器　マスクの装着　NPPV 中の鎮静　NPPV 導入後の評価　どの程度重症患者まで NPPV を使用できるのか？　挿管・しっかり鎮静・しっかり人工呼吸が必要な症例がある　NPPV 続行に固執しがちである心理を感じた症例
>
> **コラム** 眼鏡をかけることができる NPPV マスク　　92

CHAPTER 08 COPD 患者の NPPV 換気を考える ……………………… 93

Auto PEEP（内因性 PEEP）　　Auto PEEP の発見　　NPPV 専用機において，Auto PEEP をグラフィックから発見することはおそらく難しい　　Auto PEEP の問題点　　Auto PEEP への対処　　COPD は末梢気道病変なのか中枢気管病変なのか？　　T モードが作動するよう設定・PCV モードへの変更でうまくいくこともある　　自発呼吸の吸気時間がきわめて短いとき　　COPD と ARDS の人工呼吸管理の違いを考える　　重症 COPD の急性増悪に侵襲的人工呼吸を行った患者の予後

CHAPTER 09 NPPV vs ネーザルハイフロー ……………………… 113

NPPV vs ネーザルハイフロー　　筆者が考える NPPV とネーザルハイフローの使い分け

コラム nasal CPAP とネーザルハイフローは違う　　125

CHAPTER 10 NPPVがテーマの本だけど，重症呼吸不全患者の
血液ガス解釈を復習する·· 127

> 我々の体はどのように酸を処理する？　　HCO_3^-の振る舞いをイメージしよう　　$PaCO_2$の振る舞いをイメージしよう　　アシデミア（酸血症），アルカレミア（アルカリ血症）　　代償　　血液ガスの各項目を正常化すればよいのか？　　実録　どたばた症例から学ぶショック患者のpHマネージメント　　重症患者を挿管・人工呼吸開始した後，高血圧⇒血圧低下・ショック状態となる理由

索　引　　　153

CHAPTER 01

まず,オーソドックスな人工呼吸器を理解し,次にNPPVの仕組みを理解しBilevel設定する理由を知る

　NPPV専用機は,もちろん人工呼吸器です.NPPVの仕組みがどうなっているのか不思議に思ったことはないでしょうか.NPPVの構造の説明の前に,一般的な人工呼吸器の構造から解説します.一般的な人工呼吸器とNPPV専用機の両方の理解を目指します.

　本書においてはオーソドックスな人工呼吸器を汎用人工呼吸器と称します.NPPV専用機は,多くの医療機関で使用されるV60ベンチレータ・BiPAP Vision（フィリップス・レスピロニクス社）を想定します.

たまに? 結構? ある誤解

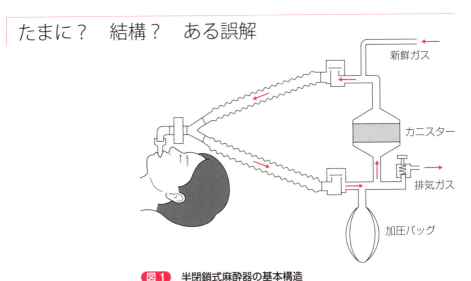

図1　半閉鎖式麻酔器の基本構造
参考：京府医大誌. 2010; 119: 313-38.

「人工呼吸器はループ構造であり,ぐるぐるエアが回る」
　麻酔器の構造 図1 に近い発想ですね.麻酔器は高価な吸入麻酔薬を使

用することから部分的に再循環をしています．再循環をするということは再呼吸（自分が吐いた息を吸う）することを意味します．回路内の二酸化炭素の蓄積を防ぐため二酸化炭素を吸収するソーダライムを詰めたカニスターを必須とします．

汎用人工呼吸器の回路は麻酔器に雰囲気は似ているのですが，ループ構造をもちません．全くの別物です．

オーソドックスな人工呼吸器（汎用人工呼吸器）の構造

筆者は浴槽にたとえて説明します．空気と水は流体ですから似たふるまいをします．

人工呼吸器は意外に単純な構造です．

吸気

浴槽に水をためるためには排水栓を閉じ，蛇口を開放します 図2a．

人工呼吸の吸気においても，呼気弁（排水栓に相当）を閉鎖し，吸気弁（蛇口に相当）を開放することで肺（浴槽に相当）を膨らませます 図2b．

呼気

浴槽を空にするためには蛇口を閉じ，排水口を開放します 図3a．

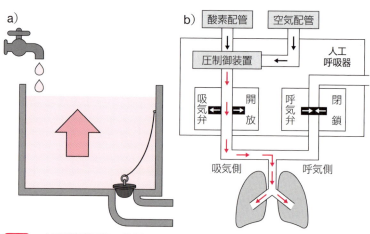

図2　人工呼吸器吸気の仕組みのたとえ

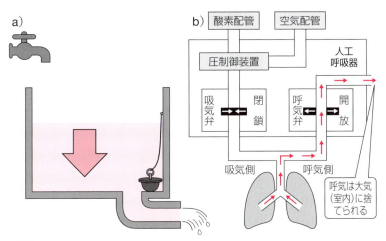

図3 人工呼吸器呼気の仕組みのたとえ

人工呼吸の呼気においても，吸気弁（蛇口に相当）を閉鎖し，呼気弁（排水口に相当）を開放することにより肺（浴槽に相当）が縮みます 図3b．

PEEP

浴槽において，排水管の出口を高くすると水が出づらくなります 図4a．

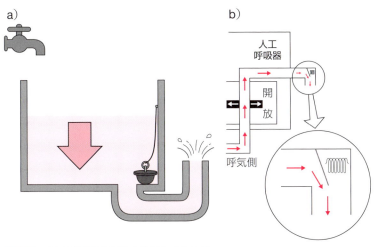

図4 人工呼吸器 PEEP の仕組みのたとえ

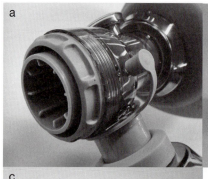
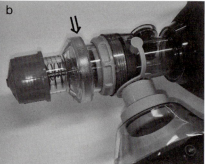
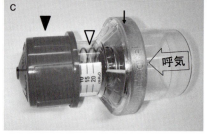

図5 a: バッグバルブマスク呼気孔
（アンブ社蘇生バッグオーバル）

b: バッグバルブマスクに PEEP 弁（⇒）を装着

c: PEEP 弁　円盤状の弁（→）が呼気におされる．バネ（▷）の抵抗をうけながら，呼気は排出される．キャップ（▶）を回転させることによりバネの強度を変え PEEP レベルを調節する．

　同様に人工呼吸器の排気口にバネでおされる蓋をつけると，排気するのに一定の圧を要します 図4b．バッグバルブマスクによる換気時（呼気）に PEEP 形成をしたいとき PEEP 弁を装着するのですが，この非常に古典的な PEEP 形成方法が使われます 図5．

　現代の人工呼吸器は，詳細に回路内圧をモニタリングしながら吸気弁と呼気弁を高度にコントロールし設定 PEEP 圧を維持します．

定常流とは

　オーソドックスな人工呼吸器回路について紹介しました 図3b．実は，古典的でありディマンド方式とよばれるものです（ディマンドの意は需要）図6左．呼気時には回路内へガスが供給されず，患者に吸気努力がある（要求がある＝需要がある）と回路内圧が低下し，それを命令として吸気弁が開放されエアが供給されます．吸気時，患者が吸気弁をしっかり動かす労力が必要であるといえます．

CHAPTER 01：まず，オーソドックスな人工呼吸器を理解し，次にNPPVの仕組みを理解しBilevel設定する理由を知る

> **妻と夫の会話**
> 妻「お昼代はどれぐらい欲しい？」
> 夫「500円ぐらいかな…」
> 妻「じゃあ500円ね．」，500円硬貨を夫にわたす．
> 夫の心の中（コンビニのおにぎりですませたら300円ですむかもしれないし，少し奮発したらもっとかかるかもしれない．余裕をもって1000円ぐらいくれたらいいのに……）

> **ハイスペック人工呼吸器とスタンダード人工呼吸器の違いとは？**
> 自発呼吸のない状態で換気するのならたいして差はありません．差がでるのはずばり，自発呼吸への同調性です．重症患者において"大暴れする"自発呼吸への追従性において大きく差がでます．ディマンド方式から定常流方式に切り替わった大きな理由も自発呼吸への同調性向上を目指したものです．

　夫へのお小遣いはきっちりではなく，余裕をもって渡して欲しいものです．同様に，例えば1回換気量を定めるVCVにおいて，患者の吸気努力（ディマンド）による換気量がそれを上回ったとき，患者の要求はかなえられず苦しいです．「きっちり」では対応できないのです．

　現在の人工呼吸器の大半は，吸気時・呼気時を問わず常に流れがあります．定常流（コンスタントフロー）とよびます **図6右** ．それを「オーソドックスな人工呼吸器の構造」に上乗せするイメージです．定常流があることにより，患者の大きな自発呼吸・不規則な自発呼吸・多呼吸回数があっても過不足なく吸うためのショックアブソーバー的な役割を果たします．

　以前は自発呼吸により回路内圧が下がることによって自発呼吸を検知する圧トリガーが主流でした．現在は定常流が減少することにより自発呼吸を認識するフロートリガーが主流です．例えば5L/分のスピードである定常流が4L/分となると「定常流の減少⇒自発呼吸により患者にとりこまれた」と判断（トリガー）されます．患者にとって圧トリガーを作動させるより楽であり，呼吸仕事量が減るとされます．

> **あえて圧トリガーを使うとき**
> 現在，汎用人工呼吸器の大半がフロートリガーと圧トリガーの両方をもち，フロートリガーを標準使用します．
> 例えば若い心機能のよい敗血症患者においては，「心臓が踊りまくり」，その拍動を繊細なフロートリガーが覚知し人工呼吸器が誤作動するときがあります（オートトリガー）．こういった状況において，フロートリガーの感度調整でうまくいかないときは，圧トリガーを用います．

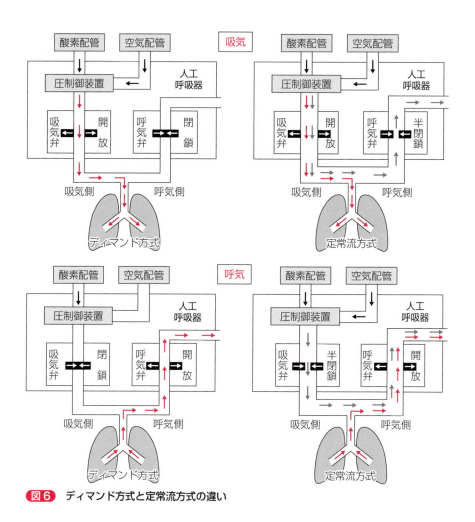

図6 ディマンド方式と定常流方式の違い

シングルブランチ（1本管）には弁をもつ仕組みともたない仕組みがある

　NPPV回路といっても数種類あるのですが，急性期に用いられる一般的なNPPV専用機回路を考えます．

　オーソドックスな人工呼吸器は，結局入口を開け出口を閉じることで回路内圧を上げ（呼気），入口を閉じて出口を開けることで回路内圧を下げ

CHAPTER 01：まず，オーソドックスな人工呼吸器を理解し，次にNPPVの仕組みを理解しBilevel設定する理由を知る

る，浴槽の構造と同じといえる単純な構造でした 図2, 3．患者に向かって行き（吸気管）と帰り（呼気管）の2本の回路がありダブルブランチ（ブランチの意は枝）とよばれます．

NPPV専用機の回路は1本しかありません（シングルブランチ）．その1本が吸気・呼気の両方の役割を果たしていると思われるときがありますが，「そんなわけないじゃん」です．シングルブランチの場合その1本は吸気管の役割を果たします．

一体，どのように換気をしているのでしょうか？どのように吸気と呼気をスイッチするのでしょうか？呼気はどのように捨てられるのでしょうか？

もしかしてマスクがうまく吸気・呼気をスイッチする？

回路が1本のみであり一見NPPV機器と同じ構造にみえる，患者搬送用人工呼吸器（パラパック，スミスメディカル社）があります 図7a．この人工呼吸器は回路末端にバルブ（弁，⇒）をもちます．このバルブにより吸気時・呼気時のそれぞれにおいて一方通行でエアが流れます 図7c．全く同じ構造のバルブをバッグバルブマスクに採用するメーカーもあります 図7b．しかし，このバルブではデリケートな自発呼吸に合わせるには無理があり，NPPV専用機には採用されません．

NPPV専用機ベストセラーV60ベンチレータ（フィリップス・レスピロニクス社）は呼気制御に2方式があり，エアで遠隔制御することにより吸気・呼気を切り替えるバルブをもつ製品があるのですが，売れているとはいい難いようです．管が多くなることやそのような複雑な弁が患者マスク近くにあると，マスクが重くなりすぎることも不人気の一因です．同社はこの方式をアクティブ回路，一般的な方式をパッシブ回路とよんでいます．

汎用人工呼吸器は本体にある吸気弁・呼気弁の制御によりコントロールしていることを説明しましたが，NPPV専用機において弁による制御は一般的ではないといえます．

アクティブ回路のメリット
- 通常のNPPV専用機ではEPAP，CPAPを2～4cmH₂O（多くは4cmH₂O）以下に設定できません（→ p.10）．アクティブ回路であれば0cmH₂Oに設定することができます．
- NPPVのSモードは患者の自発呼吸を感知（トリガー）して動き，S・S/Tモードが主流です．神経筋疾患患者は，自発呼吸が弱いことからトリガーが難しく機器との同調性が低いケースにおいては，Tモード・アクティブ回路で管理するケースがあります．

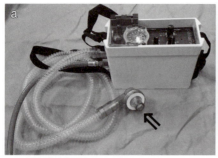
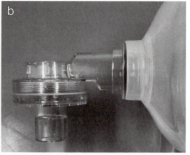
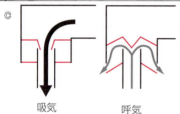

吸気　　　　呼気

図7　a：搬送用人工呼吸器パラパック
　　　　（スミスメディカル社）
高圧酸素を動力としても使用し，MRI撮影にも使用できる．
b：パラパックと同構造をもつバッグバルブマスクのバルブの部分
c：バルブの構造

NPPVによる回路内圧のつくり方

　　汎用人工呼吸器による圧形成方法をイメージすることは難しくありません．出口（呼気弁）を閉じてエアを吹きこみ（吸気弁開放），風船が膨らんだら，出口（呼気弁）を開放すれば風船が縮むといったイメージです．
　　NPPVは呼気弁をもちません．管があるのみです．管においてどのように圧を作り調整するのでしょうか．

血圧＝心拍出量×血管抵抗

でしたよね．
　　同様に，管にエアを流すとき，

管内圧＝エアの流量×抵抗

です．
　　出口を閉鎖しなくても（呼気弁がなくても），抵抗があれば圧を形成できます 図8．管全体を細くする必要はなく，出口が小さければ抵抗となります．ポイントは出口孔をきわめて小さくすることです．出口孔が大きいと管内がスカスカでさすがに圧を形成できません．

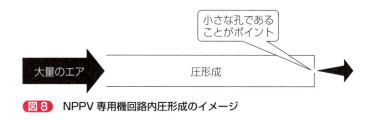

図8 NPPV 専用機回路内圧形成のイメージ

NPPV による換気

　大量のエアにより圧形成ができるのであれば，そのエアを増減させることにより回路内圧を調節できます 図9．

　例えば，3000m の高地であっても，3500m から水を流せば 3000m

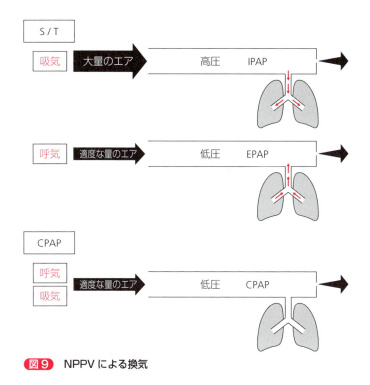

図9 NPPV による換気

に向かって流れていきます．同様に，圧に高低があれば，流れができます．
　NPPV専用機はエアの量調整をすることにより，大量のエアを流したときに高圧をつくり，そのエアを減らすことにより低圧をつくり，圧の落差をつくることにより換気をします（S/Tモード）．CPAPモードはそれの低圧側だけを用います．

NPPV専用機の最低圧は2〜4cmH$_2$O

　NPPV専用機（パッシブ方式）の低圧（EPAP・CPAP）は2〜4cmH$_2$Oより下に設定できません（多くの機種は4cmH$_2$O，図10）．
　患者の再呼吸を防ぐためには（呼気に含む二酸化炭素を自らが吸わないためには），呼気をしっかり洗い流す（外界に放出する）ことが重要です．しかし，低圧をつくるエアが極度に少ないと，呼気を十分洗い流すことができず 図11 ，次の吸気において再呼吸がおこります．再呼吸を防ぐためにはある程度の流量を流さざるをえない⇒最低流量を設定せざるをえない⇒2〜4cmH$_2$Oより下には設定できないです．

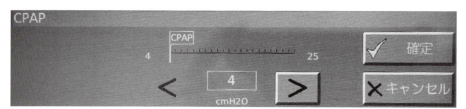

図10　V60ベンチレータ・パッシブ方式（フィリップス・レスピロニクス社）のCPAP設定画面　4cmH$_2$Oより下には設定できない．

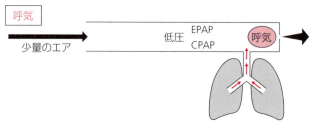

図11　流量が少ないと再呼吸リスクが上がる

CHAPTER 01：まず，オーソドックスな人工呼吸器を理解し，次にNPPVの仕組みを理解しBilevel設定する理由を知る

NPPV はなぜ Bilevel 設定なのか？

　　汎用人工呼吸器の換気モードである VCV や PCV の設定イメージは PEEP という土台の上に，換気量（VCV）なり換気圧（PCV）の山をつくるイメージです 図12左・中央．

　　NPPV（S/T）においては EPAP（低圧）と IPAP（高圧）を設定し，圧の落差（IPAP−EPAP）で換気をします 図12右．EPAP は PEEP に相当します．2つの圧設定をするので Bilevel 設定（接頭辞 bi は複の意）とよばれます．

　　NPPV はエアの量を増やして高圧，減らして低圧をつくりましたよね．高所と低所の落差で換気するとイメージすれば，Bilevel 設定することがむしろ自然に思えるのではないでしょうか．

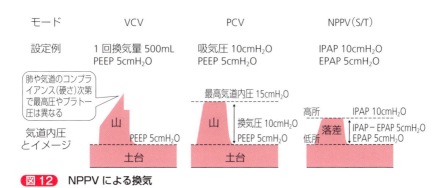

図12　NPPV による換気

汎用人工呼吸器の PCV 圧設定は一部機種において注意が必要

多くの人工呼吸器の PCV モードにおいて，例えば吸気圧 10cmH$_2$O，PEEP 5cmH$_2$O と設定したとき，PEEP に吸気圧を乗せて換気されます 図12中央．最高気道内圧は 15cmH$_2$O となります．above PEEP 設定とよばれます．しかし，ドレーゲル社人工呼吸器（Evita など）においては，吸気圧 10cmH$_2$O，PEEP 5cmH$_2$O と設定したときの吸気圧は PEEP に乗せず，ゼロから 10cmH$_2$O です．最高気道内圧は 10cmH$_2$O となります．肺を膨らます圧（driving pressure，駆動圧とよばれる）は 5cmH$_2$O です．NPPV の IPAP と同じ設定方法であり Evita の PCV は Bilevel 設定を採用しているのです．ニューポートベンチレータにも採用されます．

ある日の ICU

筆者施設 ICU 担当医から筆者へ電話
担当医「肺炎の患者 A さん，すごく状態が悪化しました．吸気圧 20cmH$_2$O なのに 1 回換気量が 250mL しかありません．」
筆者「設定圧は？ 機種は Evita だろう？」
担当医「吸気圧 20cmH$_2$O，PEEP 10cmH$_2$O です．」

筆者の予想通りの勘違いでした．筆者も当直中，寝ぼけ眼で同じミスを犯したことがあるのですぐに気がつきました．一般的には吸気圧 20cmH$_2$O，PEEP 10cmH$_2$O といえば，駆動圧（driving pressure）20cmH$_2$O ですが，Evita においては 10cmH$_2$O です．メーカー間で用語の定義が異なるのは困ったものですが，統一される見通しもありません．このようなミスが起こりやすいことを共有することが大切です．

CHAPTER 02

こういうことだったのか!! NPPV

呼気ポート付マスク・呼気ポートなしマスク

NPPV機器・マスク関連の用語は各社バラバラです．例えば，ベントをNPPV業界大手フィリップス・レスピロニクス社はエントレインメントバルブ外気取入口と呼称します．うーん，覚えられない．

呼気ポート付マスク

もし普通のマスクをNPPV専用機に使用したら？

例えばバッグバルブマスクに付属する普通のマスク 図1 で換気すると，NPPV専用機から送られたエアや患者呼気の逃げ道がありません．よって逃げ道をもつNPPV専用マスクを使用します．

NPPV専用機用マスク（呼気ポート付マスク）

図2

よくある勘違いがあります．NPPV専用機用のマスクは内蓋をもつ大きな開口部位（ベント）があります

厳密な話をすると…
ベントの内蓋はペラペラです．密閉性はそれほど高くなく，ここからも呼気は少し吐かれ，またリーク部位となります．

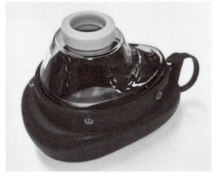

図1 バッグバルブに付属するマスク

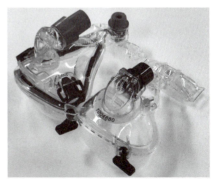

図2 NPPV専用機用マスク
(呼気ポート付)

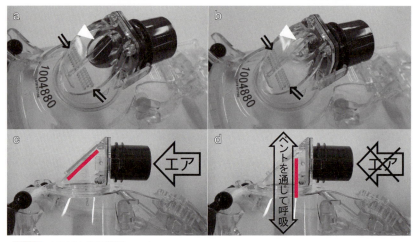

図3 NPPV 専用機用マスク（呼気ポート付）　ベント（▷）と呼気ポート（⇒）
a, c: ベント（▷）が閉鎖した状態．NPPV 専用機からのエアの供給があれば，常にこの閉鎖状態．
b, d: ベント（▷）が開放した状態．NPPV 専用機からのエアの供給が途絶えると，常にこの開放状態．
d: NPPV 専用機からのエアが途絶えたとき，開放したベントを通じて患者は呼吸できる．

（**図3** ▷）．この孔を通じて呼気が吐かれると思われがちです．その他にそれなりの大きさの孔が見当たらないからです．

大きな開口部位（ベント）は安全装置であり，安全弁または窒息防止弁とよばれます．

NPPV 専用機用マスクを観察してみましょう．通常はベントの内蓋が垂れ下がっているのがわかります **図3b, d**．次に NPPV 専用機の使用中に観察してください．内蓋は常に閉じています（**図3a, c**）．

「vent＝抜け口」です．福島原発事故において，原子炉から水蒸気を逃がすベントの作動が不十分であったことが大事故につながり，ベントという名称は有名になりました．NPPV は呼気時においても PEEP がかかっておりマスク内は常に陽圧です．NPPV 機器の動作時，マスクのベントは作動することなく，閉鎖したままです．

患者はマスクのどこから息を吐くのか？

マスクにはベント以外に小さな孔があります（**図3** ⇒）．

「えー，こんなに小さな孔から息を吐けるの？」と思うぐらいの孔です．

CHAPTER 02：呼気ポート付マスク・呼気ポートなしマスク

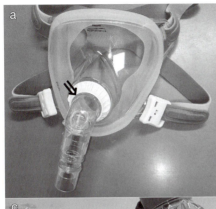
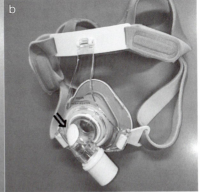
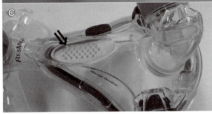

図4 NPPV 専用機用マスクの呼気ポート　呼気ポート（⇒）
a：トータルフェイスマスク　回転コネクタの接続部分隙間に円周状に呼気ポートを配置
b：鼻マスク
c：鼻口マスク（フルフェイスマスク）

　この小さな孔を呼気ポートとよびます．
　もし NPPV 専用機が故障し，エアの供給が絶たれたら？　マスクのベントがなければ，外界への開放部位は呼気ポートのみとなりますが非常に小さいため，患者は呼吸に非常にエネルギーを要します．ベントがあることにより，NPPV 専用機からのエアの供給がなければ，ベントが開放しベントを通じて呼吸ができます．筆者は自身で，マスクの呼気ポート以外の部分を閉じて（ベントも閉鎖）呼吸できるか試してみました．かろうじて息ができるものの，特に呼気抵抗が非常に大きいです．患者を窒息から守る安全装置としてベント（安全弁・窒息防止弁）があるのです．
　呼気ポートはこのような非常に小さな孔であるのにもかかわらず，この孔から常に（吸気時・呼気時を問わず）10～20L/分ものエアがリークします．
　呼気ポートの形状や位置は製品により様々です（**図4** ⇒）．

気管切開患者に NPPV 専用機を接続するときは要注意！！

気管切開チューブやそれに接続するカテーテルマウント 図5 には当然，呼気ポートはありません．気管切開患者に NPPV 専用機を使いたいのであれば，吸気管に呼気孔をつくるために，呼気ポート（商品名エクスハレーションポート，➡ p.19）を使用しなければなりません．

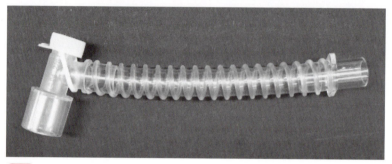

図5　カテーテルマウント

NPPV 専用機と汎用人工呼吸器の換気は違うのか？

NPPV 専用機は汎用人工呼吸器（➡ p.6, 図6）とあまりに構造が異なるようにみえます．

人工呼吸器（定常流方式）の回路を直線にしてみましょう 図6左．
NPPV 専用機回路も横に並べます 図6右．

非常に似た仕組みだと思いませんか？　前者は出口を呼気弁で調整し，あわせて流量をコントロールしながら圧を形成するのに対して，後者は非常に小さい孔（呼気ポート）で抵抗をつくり，流量をアップダウンすることで圧を調整するのです．

多くの汎用人工呼吸器でも NPPV 施行は可能だが…

汎用人工呼吸器（定常流式）と NPPV 専用機は，それほど違う構造ではありません 図6．実際，汎用人工呼吸器にとって NPPV 機能を果た

CHAPTER 02：呼気ポート付マスク・呼気ポートなしマスク

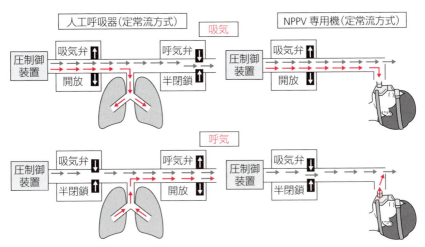

図6 汎用人工呼吸器とNPPV専用機のエアの流れ

すことは難しくなく，近年発売される汎用人工呼吸器の多くはNPPVモードをもちます．ただし，注意しなければならないことがあります．

　NPPV専用機は回路が吸気管の1本のみで（シングルブランチ），その回路を通じてエアを送ります．呼気時に患者が息を吐けるように，マスクに孔を開けておかざるをえません．都合よく吸気時に孔を閉じることはできないので，吸気時も人工呼吸器からのエアが孔（呼気ポート，エクスハレーションポート）から漏れることを前提とします．わざと漏れがあることを**インテンショナルリーク**（intentional leak：意図的なリーク）とよびます．よって，呼気ポートをもつNPPV専用機用マスク **図2, 3, 4** を選択しなければなりません．

　一方，汎用人工呼吸器をNPPVとして使用するとき，呼気ポートなど必要ありません．「開きっぱなし」の呼気ポートなどよりずっと高機能である呼気弁をもつからです．よって，呼気ポートをマスクなり呼気管にもつと，「あってはならない」リークがあることになります．呼気ポートをもたないマスクを選択しなければなりません．

シングルブランチ＝呼気ポート付マスクとは限らず…

「シングルブランチNPPVであれば呼気ポート付マスク」であればよいのですが，それほど単純ではありません．ベストセラー機種トリロジー（フィリップス・レスピロニクス社，図7a）はシングルブランチのコンパクトな構造にも関わらず，PCVなどの侵襲的人工呼吸（挿管を伴う人工呼吸）とNPPVの双方で使用できる優れものです．あらかじめ2つのモードをプリセットしておけます．筆者施設ERにおいては，PCVとNPPVをセットし使用しています．

シングルブランチでありながら，多目的に使用できることから生じる難しさがあることを知らなければなりません．

① 侵襲的人工呼吸とNPPVの両方に使うことを目指してトリロジーを設置

筆者施設ERでの使用方法です．様々な医療者が集まる場所であり，用途に応じてマスクや回路を交換して…などということは期待できず，安全のためにもシンプルな構成としたいです．

侵襲的人工呼吸

挿管チューブに接続されます．呼気ポート付挿管チューブはもちろんありません．どこかにインテンショナルリークのための孔が必要であり，回路に専用の呼気ポート（商品名エクスハレーションポート）を入れます 図7．または呼気ポート付吸気回路を使用します．気管切開患者に対してトリロジーを使用するときも，PCVなどの侵襲的人工呼吸モードであろうがNPPVモードであろうが，吸気回路に呼気ポートを必要とします（→ p.16）．

もし，回路側の呼気ポートと呼気ポート付マスクを同時に使用すれば…リーク過剰につながります．患者生命へ即危険を及ぼすことはありませんが，非同調につながります（→ p.45）．そして，その回路の間違いに気づかれる可能性は少ないです．

NPPVモード

同一回路（エクスハレーションポートをもつ回路）で，NPPVモードで使用するときは，呼気ポートなしマスクを使用しなければなりません．

CHAPTER 02：呼気ポート付マスク・呼気ポートなしマスク

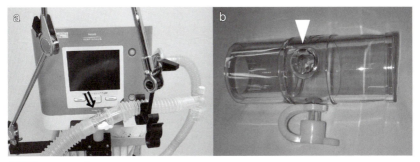

図7 トリロジー（フィリップス・レスピロニクス社）
a：エクスハレーションポート（呼気ポート，⇒）を回路にもつ．
b：エクスハレーションポート．3mm大の孔があいている（▷）．

② NPPV 専用機としてだけ使用

トリロジーを NPPV モードだけで使用するのなら間違いを心配することはありません．NPPV 専用機 V60 ベンチレータ（フィリップス・レスピロニクス社）などと同様に，呼気ポート付マスクを使用するのがスタンダードですが，呼気ポートなしマスクを使用するのであれば，吸気回路に呼気ポートを必要とします．

一般的に問題となる組み合わせを整理しましょう．

NPPV 専用機において呼気ポートなしマスクを使用

悲惨なことになります．マスクはどこにも孔がないので患者は窒息に近い状態となります．この使用方法は<u>絶対禁忌</u>です．

このミスは多く報告されており，日本呼吸療法医学会はじめ各種団体から警告が度々なされていますが，認知度があがったとはいい難い現状があります．

汎用人工呼吸器 NPPV モードにおいて呼気ポート付マスクを使用

汎用人工呼吸器は，呼気を呼気弁で調整することを前提としています．呼気ポート付マスクを使用すると当然リークが生じ，同調性に影響がでる可能性があります．実際には，現代の汎用人工呼吸器の大半は高度な"リーク補正機能"があるため「上手に換気」でき間違った組み合わせであることに気がつかない可能性があります．挿管患者のカフ漏れがあっても換気ができるのと同じです．おそらく患者生命を危機にさらすことはあ

りません.

トリロジーにおいて呼気ポート付マスクと回路側呼気ポートを併用

　リークする場所が2カ所となりリーク過剰となります．NPPVはブロワーとよばれるスーパー送気マシーンをもつので，多少のリークは乗り越えますが，同調性への影響は大きいです（➡ p.45）．やはり，このミスをおかしても気がつかない可能性があります．

　さらに混乱する問題があります．

呼気ポートなしマスクには，ベント（安全弁・窒息防止弁）ありとなしがある

　NPPV専用機には呼気ポート付マスクをマスト使用します（呼気ポートなしマスク＋呼気ポート付回路 もありえます）．呼気ポート付マスクは必ずベントをもちます．呼気ポートとベントがセットといえます．
　汎用人工呼吸器をNPPVモードで使用するとき，呼気ポートなしマスクを選択しなければなりませんが，呼気ポートなしマスクにはベントをもつものともたないものを各社が販売しています 図8 ．ややこしいです．

汎用人工呼吸器のNPPVモード使用

　NPPV専用機においてはインテンショナルリークが常にありますが，本来の人工呼吸においてリークは敵であり，回路に孔などあってはなりません．ベントもない方が好ましく，呼気ポートなし**ベントなし**マスクを選択する方がベターです．ただし，呼気ポートなし**ベントあり**マスクを選択しても，回路内は基本的に陽圧であることからベントは閉鎖しており，換気への影響は少ないと考えられます．

トリロジーのNPPVモード使用

　シングルブランチ構造であり，回路に呼気ポートをいれるとき呼気ポートなしマスクを選択します．回路構造はNPPV専用機と同じになり，安全のためにベントが必要です．呼気ポートなし**ベントあり**マスクを選択しなければなりません．ただし，ベントがなくても呼気ポート（エクスハレーションポート， 図7 ）は3mm大の孔をもち比較的抵抗が小さいので，NPPV機器からのエア供給がたたれてもおそらく呼吸は可能です．

CHAPTER 02：呼気ポート付マスク・呼気ポートなしマスク

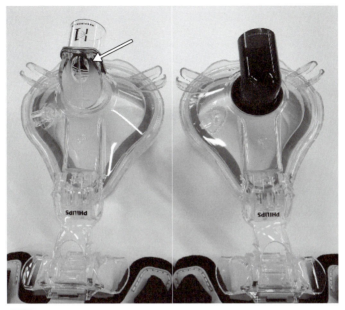

図8 呼気ポートなしマスクにはベントありとなしがある
左：ベントあり呼気ポートなしマスク（⇨）：ベント，製品名　AF811 ジェル フルフェイスマスク
右：ベントなし呼気ポートなしマスク，製品名　AF811 ジェル SE　フルフェイスマスク
マスク部分は同一製品．エルボーの形状が異なる（両製品ともフィリップス・レスピロニクス社）．

NPPV のリークは 1 カ所ルールを厳守する

- シングルブランチ（NPPV 専用機またはトリロジー）を使うとき，呼気ポート付マスクまたは吸気回路内に呼気ポート 1 カ所．
- 汎用人工呼吸器（ダブルブランチ）を使うとき，呼気ポートなしマスクを使用．回路にも呼気ポートがないようにする．

の対応をしなければなりません．
　これらのミスをおこさないためのルールを覚えましょう．

> NPPV 回路におけるリーク部位は必ず 1 カ所，多くても少なくても不可
>
> （汎用人工呼吸器を用いた NPPV 時には，人口呼吸器本体にある呼気弁を 1 カ所と数える）

ミスを犯さないための組織としての対応

　例えば，ある患者に NPPV を導入したいが，NPPV 専用機が足りないので，汎用人工呼吸器に呼気ポートなしマスクを用いて NPPV モードで使用したとします．ここまでは正しいです．そして，他患者が使用していた NPPV 専用機がようやく空いたので，患者にあてがうこととします．マスクを呼気ポート付マスクに変えなければなりません．このような複雑な業務に関係する医療者が誰一人ミスなく行えるとは到底思えません．医療者全員が呼気ポート付マスクと呼気ポートなしマスクの違いを理解することなど不可能に思えるからです

　NPPV による人工呼吸は一般病棟でも行われる頻度が高く，汎用人工呼吸器以上に様々なレベルの医療者によって扱われる可能性があります．「汎用人工呼吸器に NPPV モードがあるからといって NPPV 機能を使用せず，NPPV は NPPV 専用機のみで施行する」か「汎用人工呼吸器の NPPV モードを使用するのであれば NPPV 専用機を使用しない」が最も現実的なリスク管理であると筆者は考え，前者を実践しています．病院全体での統一対応が不可能なら，病棟ごとにどちらかを選択すべきでしょう．

　実際，日本呼吸療法医学会は，
- NPPV 専用機を用いるとき，「呼気ポート付マスク＋呼気ポートをもたない吸気回路」か「呼気ポート付吸気回路＋呼気ポートのないマスク」のどちらかに統一する．
- 汎用人工呼吸器の NPPV モードを使用しない．

などのルールで運用するよう警告しています．

　生半可な知識で汎用人工呼吸器の NPPV モードを使用してはならないと認識しましょう．

CHAPTER 03

こういうことだったのか!! NPPV

皮膚・軟部組織保護を理解するために
~多くの看護師は知っているが多くの医師は知らない,あるいは関心がないこと~

> **筆者が信頼する WOC（皮膚・排泄ケア認定）看護師**
> 「発赤している場所や褥瘡がおこりそうな場所にスポンジなど軟らかいものを詰めて,症状が悪化するとさらに追加するシーンをみかけるけど間違いなのよね.褥瘡発生の原因は物理的な圧迫により組織への酸素・栄養供給が途絶することでおきる.軟らかいものだって,圧力がかかる場所にいれると逆に圧をむしろアップさせるに決まっている.一定時間に一度,ごく数分でよいので除圧すると褥瘡は発生しません.」

筆者はこの話を聞いたとき,目から鱗（うろこ）が落ちました.考えてみるともっともな話ですが,多い誤解ではないでしょうか.

圧に加えて,「ずれ」が重視される 図1

かつて褥瘡形成の最大ファクターとして「圧力×時間」が意識されてきました.現在,「褥瘡の原因は複雑であり,圧力,剪断応力,危険因子,低栄養,病的骨突出と ADL などがあげられる.単なる圧力のみでおきるのではない.（日本褥瘡学会HP）」です.応力とは「物体に外力が加わる場合,それに応じて物体の内部に生ずる抵抗力」です.応力の褥瘡への関与は一般的に意識が低いですが,褥瘡を扱う専門家的には常

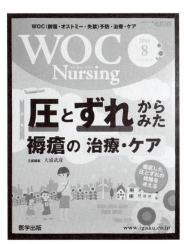

図1 「圧とずれ」は今や常識
医学出版社より許可を得て掲載

識です.「圧力×時間」ではなく「圧力×応力(剪断=ズレ力・圧縮・引っ張り)×時間・頻度」が褥瘡形成にかかわると理解しなければなりません.

寝具や腹臥位用製品から学ぼう!!

　低反発枕,低反発マットレスという言葉を多くの読者が聞いたことがあるでしょう.低反発ブームを追いかけて,高反発ブームもおこりました.筆者は,自身でこれらを使用したことから"奥の深さ"を感じました.また,NPPVマスクを適切に使用するうえでのヒントがあるとも感じました.

　低反発素材はロケットの発射時,宇宙飛行士が受ける衝撃を軽減させるために開発されたとされます.低反発とは反発力が低いことであり,物を載せると深く沈み,取り除くと復元します(ゆっくり沈み,ゆっくり戻ると解説されることもあるのですが,筆者の感覚的にはすぐに戻ります).

　図2 は筆者が撮影したものですが,低反発素材関連HP,パンフレットの定番の構図です.

　高反発素材は,同じ素材を使うのですが密度を高くすることにより凹みが少なく形状の回復が早いものです.素材に用いるウレタンは非常に高価であるので,高反発素材を用いた製品は高額になりがちです.密度が高いので耐久性があるという利点があります.低反発素材は高反発素材より価

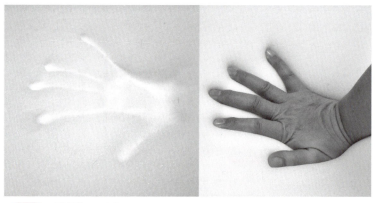

図2　低反発マットレス
マットレスを手でおさえてはなすと凹みが残る(左).手をはなすと,凹みは一瞬で消える.

格を抑えることができる一方,「へたりやすい（1年程度で凹みが回復しづらくなる）」という問題があります（低反発素材であっても耐久性が高いことをうたう商品もあります）.

これらの商品が,組織保護を目指す仕組みを考えてみましょう.

圧の分散効果

従来のマットレスは,肩や腰など接地する部分に集中して圧力がかかりますが,面として受けとめると圧力を分散させることができます 図3b . 圧力を分散するためには厚さも重要です.圧力と厚さの関係は相対的なもので,重たいものに対しては相当な厚さが必要となります 図3c .

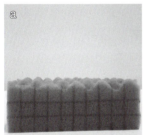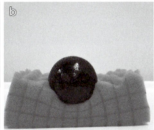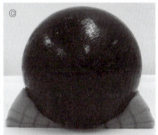

図3 圧力の分散

かつて,腹臥位手術時に頭部の下に馬蹄形 図4a ・四角形 図4b のジェル素材枕を敷くことが流行したことがありました 図4c .一見,「すごく顔面にやさしそう!!」に思えます.筆者施設は腹臥位手術が比較的多いのですが,患者の顔面に皮膚損傷をおこしたケースが複数回あったことから現在このタイプは使用していません.接触面積が小さいため 図4d 顔面の一部分に力がかかることから皮膚損傷をおこしやすいと考えています.また,この厚みのあるジェル素材は縦方向の動きだけでなく水平方向 図4d にもゆがみやすく,ずれにつながることも特に体動のある患者において問題になりそうです.

近年,重症 ARDS 治療において腹臥位治療が重視されます.長時間に及ぶため筆者施設 ICU では顔面が接触する部分にウレタンを使用した製品 図5 を愛用しています.面で受けることを重視した製品です.ウレタ

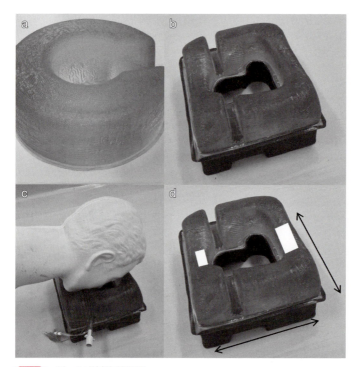

図4 ジェル素材腹臥位枕
顔面に接触する面積は意外に少ない（図d白色部分）．また水平方向（↔）にもずれやすい．

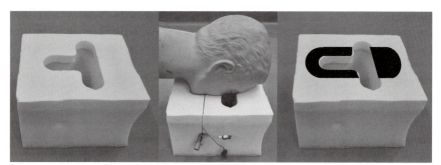

図5 筆者施設ICUで使用する腹臥位用枕
顔面に接触する面積（右写真黒色部分）は 図4 製品より大きい．ほぼ同じデザイン・素材の製品が数社からでているが，2～3万円するケースが多い．ICUにおける腹臥位は長時間に及び唾液などで「ドロドロになる」ため「複数回使用」は難しい．本製品（アレンヘッドフォーム，村中医療器）は数千円で購入できるので，シングルユースとして使用しやすい．

ン素材であるので水平方向のずれもありません．

素材の厚さ・沈む深さ・ずれを意識しなければならない

例えば，軟らかい1cm厚のスポンジを尻の下に敷いたとします．薄すぎてクッションの役割を果たしません．床の硬さを感じることは間違いないでしょう．マットレスにおいても厚さは非常に重要です．筆者は，安眠のために当初，低反発素材で有名な製品の主力商品（5cm厚）を，購入しました．が，筆者との相性はよくありませんで

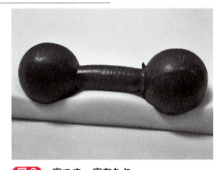

図6 床つき・床あたり
5cm程度の厚さの低反発素材にダンベルを載せると床つきする．

した．筆者自慢の体重によって，背中・腰部分のマットレスが深く沈み，マットレス下のふとんに体が当たっているのがわかるのです．ネット用語としては「床つき」「床あたり」などと表現されています 図6．圧を受けとめるためには，厚さが重要であることがわかります．この厚さは体重との相対的なもので，体重が軽ければ床つきを感じなかったかもしれません．

沈む深さも重要な要素です．ふかふか素材の椅子に座ったとします．気持ちよいかもしれません．しかし，ふかふか椅子からの起立⇔着席動作を繰り返すように指示されたら？　エネルギーを要しますよね．睡眠中，寝返りをしますが，深く沈むと寝返りのたびに大きなエネルギーを要します．筆者は低反発素材マットレスで寝た翌日，背中の筋肉痛で大変でした．沈む深さは組織のずれにも関係するといえます．ストロークが大きいほど，軟部組織にずれが生じるのは想像に難くありません．

筆者は低反発マットレスとの相性がよくないことがわかりましたが，あくまで個人の感想です．眠るスタイルは様々であり，低反発マットレスの方が，相性がよい人の方が多いかもしれません．体重や腰の曲がりなど多くの要因が関与します．例えば，臀部が痩せた高齢者は，仙骨部が突出しており，直接寝具にあたるため褥瘡好発部位となります．低反発マットレスによって，しっかり沈む方が好ましいです．寝返り重視であれば高反発

素材が望ましいであろうし，突出部保護重視であれば低反発素材が好ましいこととなります．

　体に密接するものの評価・選択は，単に「軟らかそうだから体に優しそう」ではなく，圧の分散効果，ずれ，沈む深さ，動きが大きいのか小さいのか，突出部の有無などを総合的に考えなければいけないことがわかります．
　NPPVマスクの選択，装着についても，圧の分散，素材の厚さ，沈む深さ，ずれなどを総合的に考えなければなりません．次CHAPTERで考えてみましょう．

CHAPTER 04

こういうことだったのか!! NPPV

NPPVマスク装着にドレッシング素材をルーチン併用することは適切なのか？

　NPPVを使用するベッドサイドにおいて，NPPV自体の設定よりマスクフィッティングに関心が払われていると感じることが多いです．無理からぬ面があります．呼吸不全が進行し侵襲的人工呼吸（挿管を伴う人工呼吸）に移行したとしてもNPPV操作に問題があったと責められることはあまりないでしょう．顔面皮膚軟部組織損傷を発症すると，特に担当看護師は自身の責任として感じがちです．現在，多くの病院において，もち込み褥瘡（自宅・他病院・他施設などで発生）はあるものの，院内発生の褥瘡は数，重症度ともにきわめて減ったのではないでしょうか．そういった中で，NPPVマスクによる顔面の皮膚軟部組織損傷発生への担当看護師の恐怖心は相当なものがあります．そして，その心理を理解したうえで業務を組み立てなければなりません．

MDRPU

　近年，医療機器などより引きおこされる組織損傷を従来からの褥瘡と区別し，医療関連機器圧迫創傷（medical device related pressure ulcer：MDRPU）とよびます．NPPVによる皮膚トラブルはMDRPUの代表疾患の1つといえます 表1 ．鼻骨根部，鼻中隔周囲（鼻腔に接触するピローマスクが当たる部分），前額部（額サポートが当たる部分），頬部，顎部，頸部（下部ストラップが当たる部位）に発生しやすいです 図1 ．特に鼻骨根部は，組織が薄く血流が少ないことから虚血・皮膚障害が発生しやすいです．一旦発症すると回復が遅く傷が残る可能性もあります．もちろん痛みも強く，NPPV続行困難な原因となりえます．前額部も問題となりやすい部分です．NPPVを扱うものであれば誰もがマークする部位でしょう．

表1 MDRPU 中 NPPV マスクの順位

一般病院	4位
療養型病床を有する一般病院	2位
大学病院	2位
小児専門病院	2位

参考：日本褥瘡学会，編．医療関連機器圧迫創傷の予防と管理：ベストプラクティス．東京：照林社；2016[1)]

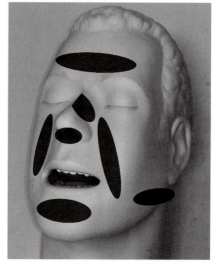

図1 NPPV マスクにより MDRPU を生じやすい部分

　日本褥瘡学会から「医療関連機器圧迫創傷の予防と管理：ベストプラクティス 表1 文献1 」がだされているのですが，NPPV に相当ページがさかれています．

CHAPTER 04: NPPV マスク装着にドレッシング素材をルーチン併用することは適切なのか？

ある日の ICU
呼吸不全患者に NPPV を導入することになった．
NPPV を導入するや否や，ヘッドギアが装着された．あわただしくデュオアクティブ CGF（ConvaTec）を顔面に貼り付けした（イメージ，図2）．マスクを一瞬はずし貼り付ける動作が繰り返された．

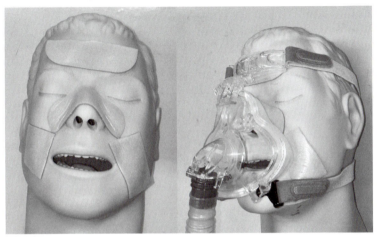

図2 NPPV マスクにドレッシング素材を併用

筆者が日常業務遂行の難しさを感じるのは，「ヒトは慣れに弱く」「いつの間にか業務が形骸化しやすい」ことです．

2000 年代初頭，NPPV が日本において急速に普及し大ブームとなったとき，各施設において最善のマスクフィッティングを追求した試みがなされました．特に看護師の関心は高く，学会においても大いに議論されました．それから 10 年以上が経過し，ネーザルハイフローの登場も相まって，NPPV への関心は薄れたと感じます．また，初期 NPPV 運転に苦労し取り組んだ看護師メンバーは異動しており，次世代以降が担当します．それは当然のことなのですが，かつて苦労してつくりあげた NPPV 業務が「みようみまね」で継承され「なんとなくこうしておけばよいであろう」業務への変質を感じます．

例えば，いつの頃からか，筆者施設においては NPPV マスク装着と同時にヘッドギアをつけ，デュオアクティブをマスクの顔接着部分のほぼ全周に貼ることが，ICU のみならず筆者施設全体の「標準業務」「マスト業

務」となっていました．

予防ドレッシング

　MDRPU によってすでに生じた創部に対してデュオアクティブ・メピレックスボーダーなどの商品名で知られるドレッシング素材 図3 を使うことに議論はないでしょう．さらに近年，損傷がおこりやすい部分に対して予防ドレッシングが積極的に行われます．

　集中治療室において，仙骨部と踵にソフトシリコンドレッシング（メピレックスボーダー）を用いたところ，圧損傷が減ったとの報告 文献2 もあります（発症率　ドレッシング群 3.1％ vs 対照群 13.1％）．先の「医療関連機器圧迫創傷の予防と管理：ベストプラクティス 文献1 」の中でNPPV においても， 図2 のような予防的ドレッシング素材貼り付けが紹介されています．ルーチン使用までは推奨されてはいないのですが，筆者施設におけるルーチン使用へ影響を与えたようです．

　筆者は，一般論として予防ドレッシングは意味があると考えますが，**NPPV マスク装着に予防ドレッシング（特に全周性のドレッシング）をルーチンで行うべきではない**と考えています．

　先の 文献2 において，仙骨部や踵への予防ドレッシングに効果があることが示されました．その仕組みについて考えてみましょう．

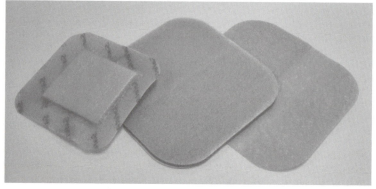

図3　各種ドレッシング素材
左：メピレックスボーダー（7.5cm×7.5cm），中央：デュオアクティブ CGF，
右：デュオアクティブ ET

CHAPTER 04: NPPV マスク装着にドレッシング素材をルーチン併用することは適切なのか？

ありがちな推理① ソフトな素材によって，局所への圧力が"ソフト"になった

おそらく正解ではありません．仙骨部や踵を床の上におくのならいざしらず，寝具の上です．しかも，メピレックスボーダーはあくまで傷からの浸出液を適切に管理するための素材であり，わずか2mm程度の厚さです．クッションとしての機能を期待することには無理があります．

ありがちな推理② 創傷被覆材としての治療効果のおかげである

創傷被覆材は創傷からでる浸出液を保ち，創部の湿潤環境を保つことにより効果を発揮します．予防使用において，まだ創部は存在せず浸出液は存在しません．保湿効果はあるかもしれませんが，湿潤化しすぎた組織はむしろ損傷をおこしやすくなるとされます．

予防ドレッシングの意味 メピレックスの表面がツルツル（摩擦係数が小さい）であるおかげで，ずり応力がかかりづらい

褥瘡の原因は，圧だけでなくずれが重要でしたよね．ずれを減らすためにメピレックスは重要なのです．ドレッシングならなんでもよいのではなく摩擦係数を減らすために表面がツルツルであることが重要です．

予防ドレッシング例 ①　図4a

以前皮膚損傷によって瘢痕化している部分があり，接触により摩擦がお

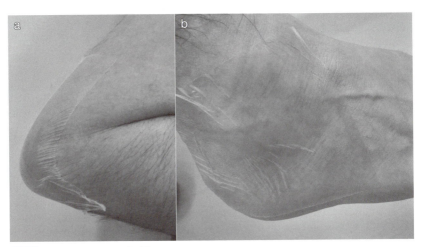

図4 予防ドレッシングの例
a: 肘へのフィルムドレッシングの貼り付け，b: 足関節部への貼り付け

こりやすい部位がある．フィルムドレッシングを貼り予防対応を行った．

予防ドレッシング例 ②　図4b

　弾性ストッキングや間欠的空気圧迫装置を使用する患者の足関節部に突出がある．フィルムドレッシングを貼り予防対応を行った．

ツルツル×ツルツル＝ツルツルとは限らない

　NPPVマスク使用時，デュオアクティブCGFによる予防ドレッシングをする施設は多いのではないでしょうか．創傷接触面に一定の厚さがあり"クッション"になるような印象があるからです．表面はツルツルで予防ドレッシングに向いているように思えます．

　手元にあるNPPVマスクとデュオアクティブなどのドレッシング素材を用意して実験をしてみましょう‼　NPPVマスクのク

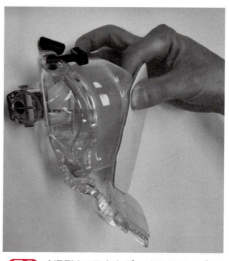

図5　NPPVマスクとデュオアクティブを接触させ，擦り合わせると…

ッション（患者の顔に接触する部分），デュオアクティブの表面ともにツルツルです．

　次にそれらを接触させ擦り合わせてください 図5 ．"意外な抵抗がある"ことに驚くのではないでしょうか．この抵抗は，NPPVマスクのメーカーによるクッションの素材の違いやドレッシング素材の種類によりかなり違います．NPPVマスク大手ResMed社製品とデュオアクティブを組み合わせると特に"驚きの摩擦力"でした．あまり抵抗を感じない組み合わせもあります．少なくともツルツルすべることはありません．

　5種類の創傷被覆材（患者接触面ではなく表面）とNPPVマスクシリコンとの抵抗を求めた実験があります 表2 　文献3 ．やはり，デュオアクティブCGF表面とシリコン素材間の摩擦係数は"最悪"なのですね．

摩擦力が最大であるデュオアクティブCGFと最小のGECKO NASAL PADとの間には約8.6倍もの差があります．

表2 ドレッシング素材の比較

商品名	表面（マスク接触面）使用材料	摩擦係数
デュオアクティブCGF	ポリウレタン発泡体	4.20
デュオアクティブET	ポリウレタンフィルム	2.69
アプソキュアーサージカル	ポリウレタンフィルム	3.20
エスアイエイド	ポリエステル不織布	0.64
シカケア	シリコンジェル	3.28
GECKO NASAL PAD	ポリマージェル	0.49

下田優作, 他. 日本呼吸ケア・リハビリテーション学会誌. 2016; 26: 326-31[3] より引用．筆者が再構成，一部表現を変更．

静止摩擦力と動摩擦力の復習

摩擦力について高校物理で習いました．復習しましょう．
抵抗がある地面の上で，箱を引きます **図6左**．箱の重さと地面の抵抗のために当初箱は動きません．ヒモを引く力をアップしてもなかなか動きませんが（**図6中央**，静止摩擦力），引く力がある点（最大静止摩擦力）を超えるとさすがに動き始めます．一旦，動き始めると最大静止摩擦力より小さい力（動摩擦力）で動きます（**図6中央**，動摩擦力）．
摩擦抵抗が違えばグラフも当然変化します **図6右**．摩擦抵抗が小さければ（黒線），最大静止摩擦力が小さく，動きはじめたあとの抵抗も小さいです．

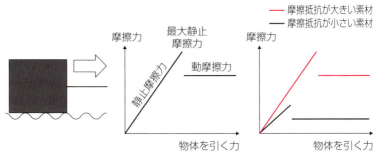

図6 静止摩擦力と動摩擦力　参考：下田優作, 他. 日本呼吸ケア・リハビリテーション学会誌. 2016; 26: 326-31[3]

ツルツル×ツルツル≠ツルツルによって起こる，NPPVマスク特有ともいえる予防ドレッシング問題を考えていきましょう．

NPPV マスクと皮膚の直接接触　図7

マスクの患者接触部分（クッションとよばれることが多い）は通常シリコン素材を使用しており皮膚との摩擦が少なくなることも目指しています．シャンプー・コンディショナー（特に女性用）の多くはシリコンを配合していますが，サラサラヘアーにとって必須である

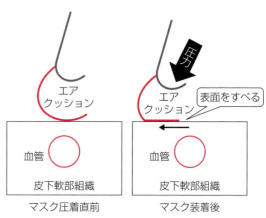

図7 NPPV マスクと皮膚の直接接触
参考：下田優作，他．日本呼吸ケア・リハビリテーション学会誌．2016; 26: 326-31[3]

ことを考えるとシリコンのツルツルをイメージしやすいです．マスクを圧着させると顔表面をすべります．

このすべりによって，皮下軟部組織はゆがむこと（ずれ）はありません．組織にダメージを与えません．

NPPV マスクがドレッシング素材を介して皮膚と接触

NPPV マスクをドレッシング素材とセットで使用する状況を考えてみましょう．

クッションとドレッシング素材の間の摩擦抵抗が小　図8b

エアクッションがドレッシング素材の上ですべるため皮下軟部組織の変形はありません．

クッションとドレッシング素材の間の摩擦抵抗が大　図8c

最大静止摩擦力が大きくなり（＝なかなか動かず），皮下組織が変形し，その中の血流も悪くなります 図8c．創傷被覆材が「がっちり」組織をつかみ創傷被覆材とその下の組織が一体となって動くイメージです．

NPPV による人工呼吸をしている間，患者の呼吸・体動や体位変換などによりマスクが動く機会は多くあります．**クッションと創傷被覆材の間**

CHAPTER 04: NPPV マスク装着にドレッシング素材をルーチン併用することは適切なのか？

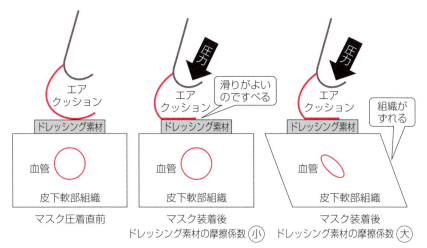

図8 ドレッシング素材の摩擦係数による軟部組織損傷
参考：下田優作，他．日本呼吸ケア・リハビリテーション学会誌．2016; 26: 326-31[3)]

の摩擦抵抗が大であれば，マスクが動くたびに皮膚・皮下軟部組織へダメージを与えます．時間が経過する程，大きなダメージとなります．クッションと創傷被覆材の間の摩擦抵抗が大きいと「医療関連機器圧迫創傷」につながりかねないのです．

NPPV マスクとドレッシング素材を組み合わせることによる問題は，「ツルツル×ツルツル≠ツルツル」だけではありません．

リーク減少目的としてのドレッシング素材使用？？

NPPV マスクとドレッシング素材の併用を，MDRPU 予防目的のみならず，あたかもリーク減少目的すらあると理解する医療者も少なからずいるように感じます．

ドレッシング素材の代表選手・デュオアクティブ CGF で考えてみましょう．

- ●**皺はリークの原因となる** 図9a

ドレッシンング素材の表面（マスク接触側）はツルツルにみえますが結構，皺がよります．特に使用数日後，折り目ができやすいです．NPPV の運転において，さりげなく思える隙間であってもかなりのリークの原因

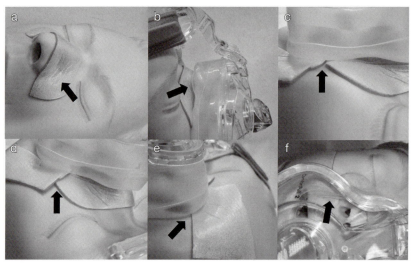

図9 NPPVマスクとデュオアクティブCGF

となり"敵"となります（→ p.43）.

- **NPPVマスクのクッションが変形しやすくなる** 図9b

リークをできる限り減らすためにNPPVマスクのクッションがきれいに膨らむことを目指しますが（→ p.54），デュオアクティブCGFによってむしろ変形しやすくなります．摩擦力が大きいからです．変形により隙間を生じやすくなります．

- **ドレッシング素材の合わせ目はリークの原因となる** 図9c

繰り返しになりますが，些細な隙間であってもかなりのリークの原因となります．

- **ドレッシング素材重複部分や端はリークの原因となる** 図9d, e

段差が生じます．

ドレッシング素材の扱いは，担当者の"真摯さ""美的センス"次第と感じます．デュオアクティブが重なっていようが，ずれていようが，まったく見当違いの場所に貼られていようが，気にならない医療者は少なくありません．逆に，神経質に貼り直しを繰り返せばよいかというと，粘着力の強いドレッシング素材をはがすたびに皮膚はダメージを受けます．

そもそも，マスクにあわせて正確に貼ることは難しく，マスク内面からチェックするとずれていることがわかることもあります 図9f．

「NPPVマスク装着にドレッシング素材をルーチン併用すること」の真の問題点

筆者が考える

本CHAPTER冒頭にあるように，NPPVマスクによるMDRPU発生への担当看護師の恐怖心は相当なものがあります．「少しでも予防処置があるのであればやりたい」という心理につながります．意地悪な書き方をすると，NPPVマスクによるMDRPUが発生するとき「やるべきことはやっていた」というためにもドレッシング素材が使われがちと感じます．

「圧力がかかるところに軟らかいものを詰める」ことは，一見理にかなっているように思えますが，むしろ害となる可能性がありますよね（➡p.23）．マスクの顔面接触部分（クッション）に軟らかいシリコン素材が使われているのに，ドレッシング素材を加えて安心を得ることも，「圧力がかかるところに軟らかいものを詰める」です．

さらに，筆者が危惧することがあります．ドレッシング素材をたっぷり使用し，"それでもリークだらけ"であるとき，"やるべきことをやったのだから，やむを得ない"と，結局ヘッドギアをきつく締めるシーンを多くみてきました．筆者にいわせるとその"やるべきこと"は"やってはいけないこと"であったかもしれないのですが…．ヘッドギアを強く締めれば締めるほどNPPVマスクのクッションは変形し，隙間ができやすくなります 図9b．

筆者施設における現在の対応

ドレッシング素材を広範囲に予防使用することは，むしろMDRPUのリスクを高める可能性があること，リークが増える可能性があることを周知したうえで，GECKO NASAL PAD（ResMed社，表2 図10）のみを鼻周囲に積極使用しています．鼻骨根部は最も守りたい部分であることもありますが，病院全体でNPPVの予防ドレッシングとしてデュオアクティブCGFを今まで積極使用してきたこともあり，いきなり何も使用しないと心理的抵抗を示す職員が多かったことから，懐柔策の面もありま

す.

　デュオアクティブやメピレックスボーダーなどドレッシング素材は汎用品であり，患者非接触面である表面素材とNPPVマスクとの接触など当然考慮されていません．GECKO NASAL PADはNPPV専用に開発された数少ないドレッシング素材です．ポリマージェル素材（一層）であり，

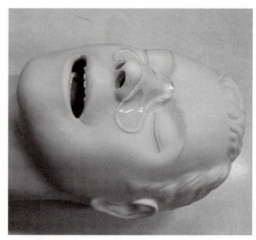

図10　GECKO NASAL PAD（ResMed 社）
サイズはS・M・Lがあり写真はL

リークが生じづらいです．洗うことが可能で，同一患者で1カ月まで使用できます．デュオアクティブCGF（1枚1000円程度）とほぼ同じ価格なのですが，デュオアクティブCGFを連日惜しげもなく使用するよりはるかに低コストです．

GECKO NASAL PAD以外に，ポリエチレンジェルシート（ケアシートPUP®），シリコンジェルシート（CICACA-RE®）などもよく用いられるようです．

　ヒトは多くのことに関心を払うことは難しいです．「あれもこれもやりましょう」ということは時として「何もしない」ことを意味します．デュオアクティブCGFを貼りまくったときは，それで予防業務終了となりがちであったと感じます．

　NPPVマスクによるMDRPU予防処置はドレッシング素材貼り付けではありません．マスクのコンセプトを理解し，リークがあるからといってヘッドギアを強く締める対応をせず，正しい対応（➡ p.59）をすることが，NPPVマスクによるMDRPUの真の予防処置です．

NPPV マスクによる軽度 MDRPU は
トレードオフの要素があることも理解する

トレードオフ
一方を追求すれば他方を犠牲にせざるを得ない関係（例：地球温暖化対策を極度に重視し火力発電所を全廃する⇒電気料金が極度に上がり電気供給は不安定になる）．どちらかを犠牲にするのではなく，両立を目指す解決策をとられることが多い．

　「NPPV 遂行を優先する立場なのか？MDRPU 予防を優先する立場なのか？」と思うときがあります．いい換えると，MDRPU を避けることがあたかも NPPV 運転の最大の目標ととらえる医療者がいると感じるときがあります．この視点は NPPV の長期使用（例：慢性神経筋疾患患者）においては正解である面があります．NPPV 導入時期から長期戦を見据えた皮膚軟部損傷対策が重要です．
　短期使用が予想される急性期 NPPV においても，NPPV 導入時期から皮膚軟部損傷対策に全力で取り組むことは当然のことです．しかし，例えば EPAP 10cmH$_2$O・IPAP 20cmH$_2$O といったハードな設定で NPPV を施行しようとするとき，マスクの皮膚への圧力は相当なものとなります．「マスクを顔に押しつけるのではなくおくようにしましょう」と NPPV マスク装着教育をするものの，ヘッドギアをある程度強く締めざるを得ない面があるのも現実です．
　数ある MDRPU 予防の中で，NPPV による MDRPU 予防は他と性格を異にする面があります．例えば，弾性ストッキングによる下腿 MDRPU の予防を目指すことはその患者の原疾患の治療の妨げとなりません．しかし，NPPV（特に急性期管理）においては NPPV による呼吸改善効果と MDRPU リスクはトレードオフの関係にある面があります．
　例えば NPPV 口鼻マスクによる中等度の発赤が口角横にみられたとき発赤部位にドレッシング素材を治療のために貼るとして，さらに，
① マスクの下部に力がかかっていると考え，上側（額側）のヘッドギアを締める，
② 上部のヘッドギアを締めるとやっかいな鼻骨根部の MDRPU リスクが上昇するためあえて経過観察とする，
③ マスクの種類をフルフェイスタイプに変更，あるいは口鼻タイプ⇔フルフェイスタイプでローテーションする，
④ （呼吸状態改善のために EPAP・IPAP をさらにアップさせる必要があるとき）NPPV を断念し挿管・人工呼吸管理に変更する．
といった対応が考えられます．筆者は安易に①とするのではなく，②〜④

を議論すべきであると考えます．正解があるわけではなく，患者の自覚症状，呼吸状態，病状がアップトレンドなのかダウントレンドなのかなどの情報をもとに知恵を寄せ合って方針を決めなければなりません．

【参考文献】
1) 日本褥瘡学会，編．医療関連機器圧迫創傷の予防と管理：ベストプラクティス．東京：照林社; 2016. 日本褥瘡学会HP（http://www.jspu.org/jpn/info/topic11.html）からフリーダウンロード可能（2017年6月現在）
MDRPUに興味をもつ読者は必読！！
2) Santamaria N, Gerdtz M, Sage S, et al. A randomised controlled trial of the effectiveness of soft silicone multi-layered foam dressings in the prevention of sacral and heel pressure ulcers in trauma and critically ill patients: the border trial. Int Wound J. 2015; 12: 302-8.
3) 下田優作，横山朋大，石川 朗．NPPVマスク素材と被覆保護材間の摩擦力測定．日本呼吸ケア・リハビリテーション学会誌．2016; 26: 326-31.

CHAPTER 05

こういうことだったのか!! NPPV

リークを気にしすぎるな!!
でも，気にしろ!!

> **症例**
> 心不全治療のため挿管・人工呼吸されていた．COPD があるため抜管後，しばらく NPPV により呼吸サポートすることとなった．当初経腸栄養用チューブがマスクと交差する部分にデュオアクティブ CGF を用いていた．一見，隙間がごくわずかあるようにみえたが 図1a ⇒，トータルリーク 70L/分であった．NG チューブ用パッド（フィリップス・レスピロニクス社，図1b ➡，図1c ）を使用したところ，速やかにトータルリーク 30〜40L/分に減少した．

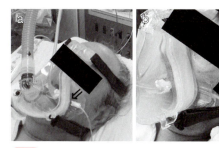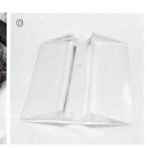

図1 経腸栄養用チューブがマスクと交差する部分に NG チューブ用パッドを使用

NG チューブ用パッド

　NPPV 装着患者であっても，経管栄養を積極的に行う施設は多いでしょう．悩みのタネは，経腸栄養用チューブがマスクと交差する部分からリークを生じやすいことです．また，チューブが皮膚に接触する部分に圧力がかかりやすく MDRPU（➡ p.29）を引きおこすリスクもあります．筆者施設において以前は，皮膚にデュオアクティブ CGF による "座布団" を敷き，その上にチューブをおき，チューブの両脇をデュオアクティブ CGF による土手を築く…といった対応をしてきましたが，相当な土手と

なりリークの原因ともなっていると感じていました．

NGチューブ用パッド（フィリップス・レスピロニクス社，図1c）の使用感想は"素晴らしい"です．価格はナント1枚100+α円程度です．リーズナブル!!　パッドの溝にチューブを通し，その上を薄いフィルムドレッシングで覆って使用しています．経管栄養チューブ使用時に悩まされてきたリークが激減し，皮膚トラブルもありません．改めて，些細に思える隙間が大きなアンインテンショナルリーク（後述）の原因となることを感じました．

ある日，NGチューブ用パッドがマスクの接地部分ではなく外側に貼り付けられているケースがありました．リーク防止の切り札ではなく，経腸栄養用チューブ固定用の便利グッズとしてとらえられたようです．NGチューブ用パッドは口唇ギリギリにおかなければなりません．
NGチューブ用パッドとGECKO NASAL PAD（→p.40）が重なって貼られておりリークが生じているケースもありました 図2．しかもNASAL PADは裏表が逆…

NPPVは非常に多彩な種類のマスク・回路・周辺グッズがあるので，どういう意図で使うのか，使い分けていくのか繰り返し周知する必要性を感じました．

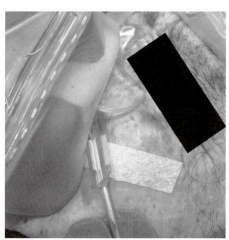

図2　NGチューブ用パッドとGECKO NASAL PADの重なり

リーク教育の難しさ

かつて，筆者施設のICU・一般病棟を問わず「NPPVにおいてリークは敵．リークは少なければ少ないほどよい．」という雰囲気がありました．そのため，マスクの圧着が強くなりすぎる傾向がありました．

現在，NPPVラブの若手医師が院内全体にリークとの付き合い方を丁寧に教育したおかげもあり，「リークをある程度許容しよう」という雰囲

気が院内全体に広がりました．一方で悩ましいのは，逆に「リークを減らす努力をしなければならない」ことがおろそかとなりがちなことです．

NPPVマスクにはわざとリークをつくる孔がありましたよね 図3 ．以後，リークについて考えてみましょう．

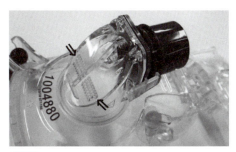

図3 NPPVマスクの呼気孔（⇒）

2つのリーク

NPPV専用機はマスク側に呼気弁を設置せず（呼気弁をもつ機種もあるがあまり売れていない，→p.7），小さな呼気孔（呼気ポート）をつくることにより，圧をつくります（→p.14）．よって，呼気時・吸気時問わず常にリークがあります．**インテンショナルリーク**（intentional leak：意図的なリーク）とよびます．通常10〜20L/分といわれます．

マスクと顔の隙間から漏れるエアを**アンインテンショナルリーク**（unintentional leak：意図しないリーク）とよびます．「リークが多すぎてNPPVをうまく施行できない」シーンは，アンインテンショナルリークが多いことを意味します．

リーク（アンインテンショナルリーク）が多いとなぜ困るのか？

「リークが多すぎると換気できない」「1回換気量が大きすぎると換気が追いつかない」問題はかつてありました．しかし，現代のNPPV専用機はブロワーとよばれる流量が200〜250L/分にも及ぶ送風機を内蔵するのでマスクがはずれでもしない限り，リークや大きな自発呼吸に対抗するための流量（流速）の面においては全く問題がありません．

NPPV専用機に限らずほぼすべての人工呼吸器はフロートリガーを用います（→p.5）．回路を流れる定常流が自発呼吸により増減することを

検知するものでした．患者吸気により定常流が減ることで吸気トリガーが作動しますが，もしアンインテンショナルリークがあったら？　フロートリガーの立場から考えると，患者吸気によって定常流が減っているのか，アンインテンショナルリークによって定常流が減っているのか区別はつきません．アンインテンショナルリークを吸気と判断し高圧相（IPAP）に移行します．逆に患者吸気の終了（呼気の開始）は定常流が増えることで感知しますが（呼気トリガー），大量リークがあるとやはりフロートリガーの立場からみると全くみえなくなります．よって，呼気トリガーが作動せずIPAPが続きます．NPPVのマスクがはずれると「猛烈にずっと」エアが吹きだすのは，これらによります．「NPPVとの非同調」とよばれるものの大半の原因となります．そして，非同調により酸素化・換気効率が低下し，呼吸筋疲労も招きます．リークが多いことから投与エアの湿度が下がり鼻腔内・口腔内の乾燥につながります．さらに，エアが上部消化管に流入しやすくなり腹部膨満につながります．腹部膨満は必ずしも非同調がなくてもおこり得るのでNPPVの観察ポイントの1つですが，非同調時には特にマークしなければなりません．早期栄養開始が重視される時代ですが，誤嚥リスクが高い患者においては，NPPVを安定して運転できることを確認するまでは絶食とする方が無難でしょう．

　様々な原因により生じるアンインテンショナルリークが多いと非同調につながり，「結局NPPVってダメなんだよねー」と評価されることになりがちです．

ペイシャントリークとトータルリーク

　NPPV専用機の表示においてペイシャントリークとトータルリーク表示があります 図4 ．

> ペイシャントリーク
> 　　　＝アンインテンショナルリーク
> トータルリーク
> 　　　＝インテンショナルリーク＋アンインテンショナルリーク

CHAPTER 05：リークを気にしすぎるな！！　でも，気にしろ！！

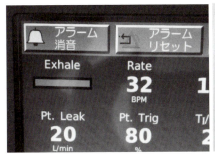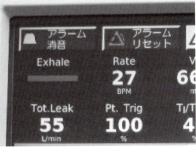

図4　ペイシャントリーク表示とトータルリーク表示
左：ペイシャントリーク Pt. Leak
右：トータルリーク Tot. Leak
V60 ベンチレータ（フィリップス・レスピロニクス社）

ペイシャントリーク（＝アンインテンショナルリーク）がどれぐらいかを本来みたいのですが，NPPV 専用機がそれを表示するためには，アンインテンショナルリーク＝トータルリーク－インテンショナルリークであり，機器が計算しなければなりません．

機器によるトータルリークの求め方

- **汎用人工呼吸器による NPPV**（ダブルブランチ構造，➡ p.6）
人工呼吸器からでたエアと戻ってきたエアの差を実測するだけです．汎用人工呼吸器にとってトータルリークを求めることは簡単であり正確です．
- **NPPV 専用機**（シングルブランチ構造）
機器に戻ってくるエアがないため，実測することは不可能です．定常流の増減と気道内圧のモニタリング結果から高度な演算処理によりトータルリークの推定値を求めています．

機器によるインテンショナルリークの求め方

- **汎用人工呼吸器による NPPV**
そもそも呼気孔なしマスクを選択しなければならず，インテンショナルリーク自体がありません．よって，ペイシャントリーク＝トータルリーク＝アンインテンショナルリークといえます．筆者は「安易に汎用人工呼吸器の NPPV モードを使うべきではない（➡ p.22）」立場ですが，リーク

47

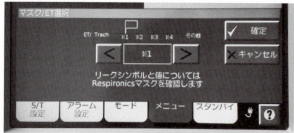 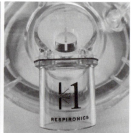

図5 V60ベンチレータ（フィリップス・レスピロニクス社）における
ペイシャントリーク表示するための設定画面
左：ペイシャントリーク表示するための設定画面　リークシンボル数字を選択する.
右：同社純正製マスクのエルボーに書かれるリークシンボルと数字　これが書かれないマスクもある.

　計測に関しては，汎用人工呼吸器はNPPV専用機よりはるかに優れるといえます.

●NPPV専用機

　インテンショナルリークを実測できません．NPPV専用機本体からすると，マスクの呼気孔からエアが漏れようがマスクと顔の隙間からエアが漏れようが判別できません．あくまでインテンショナルリークを推定することしかできません．

　V60ベンチレータ（フィリップス・レスピロニクス社）のデフォルト設定はトータルリーク表示です．ペイシャントリーク（アンインテンショナルリーク）を表示させたいのであれば，同社純正のマスクを使用し，そのマスクに表記される補正用のための数字を入力し，呼気ポートテストを行わなければなりません 図5 ．しかし，やや煩雑であることや純正マスクを使用しなければならないこと，ペイシャントリークを求めるために使用するインテンショナルリーク自体が推定値であることから，ペイシャントリーク表示は一般的ではありません．

インテンショナルリーク量を規定するのはEPAP

　マスクの商品によっても圧設定によってもインテンショナルリーク量は異なります 表1 ．

表1 NPPV回路内圧によるインテンショナルリーク量（L/分）
睡眠時無呼吸用マスク（CPAP）で測定されたもの

マスク名	圧（cmH$_2$O）					
	2.5	5	10	20	30	40
Amara gel	12.8	18.1	26.4	38.5	48.5	56.9
ComfortGel Blue Full	14.4	20.5	29.8	43.4	54.0	62.7
Nuance	10.4	15.2	21.9	31.8	39.5	46.0
Wisp	12.9	18.6	27.1	39.6	49.5	57.7

（引用：米国 PHILIPS RESPIRONICS 公開資料から筆者が抜粋）

筆者は，自身にマスクをあて，設定・圧を変えてトータルリーク量を測定してみました 表2, 3．この実験においてはリーク（アンインテンショナルリーク）が生じないように非常に強く皮膚におしつけて測定しているので，インテンショナルリーク量に近いととらえてよいものです．

●CPAPモードにおけるトータルリーク 表2

CPAP圧に応じてリークが増えることがわかります．

表2 CPAP圧によるトータルリーク（Total Leak）の変化

CPAP	Total Leak
4	27
8	31
12	36
16	51
20	60
24	75

CPAP: cmH$_2$O，Total Leak: L/分
筆者が自身を検者に測定．アンインテンショナルリークを最小限とするため強い力で顔におしつけた．よって，機器に表示されるTotal Leakを掲載しているが，インテンショナルリークととらえるべきものである．使用マスク：ComfortGel Blue Full サイズL（フィリップス・レスピロニクス社）

●S/Tモードにおけるトータルリーク 表3

リークに関与するのはIPAPや換気圧（IPAP－EPAP）ではなくEPAPであることがわかります．EPAPはPEEPに相当するものです．IPAP－EPAPはあくまで吸気時において肺を拡張させることに使われるエネルギーであり，吸気時間・呼気時間問わず全時間を通じて影響を及ぼすEPAPがインテンショナルリークに関与するのでしょう．

換気圧が上昇したのにトータルリークが減少する箇所があります（ 表3a, b 黒枠線）．マスクのエルボーにあるベント（安全弁・窒息防止

弁，→p.13）は，非常に簡易な仕組み（ペラペラの一方向弁）であり，このベントからもリークが生じます．筆者は，回路内圧が高くなるとベントが閉鎖され逆転現象が起こるのではないかと推測しています．

表3 S/Tモードにおけるトータルリーク（Total Leak）の変化

a) EPAPを4cmH$_2$Oに固定
　IPAP・換気圧（IPAP-EPAP）を増加

S/T mode		Total Leak
EPAP	IPAP	
4	8	28
4	12	31
4	16	32
4	20	30

b) EPAPを8cmH$_2$Oに固定
　IPAP・換気圧（IPAP-EPAP）を増加

S/T mode		Total Leak
EPAP	IPAP	
8	12	44
8	16	43
8	20	44
8	24	43

c) 換気圧（IPAP-EPAP）を4cmH$_2$Oに固定
　EPAPを増加

S/T mode		Total Leak
EPAP	IPAP	
4	8	34
8	12	44
12	16	55
16	20	64

d) 換気圧（IPAP-EPAP）を8cmH$_2$Oに固定
　EPAPを増加

S/T mode		Total Leak
EPAP	IPAP	
4	12	35
8	16	50
12	20	50
16	24	59

圧：cmH$_2$O, Total Leak: L/分　筆者が自身を検者に測定．アンインテンショナルリークを最小限とするため強い力で顔におしつけた．よって，機器に表示されるTotal Leakを掲載しているが，インテンショナルリークととらえるべきものである．
使用マスク：ComfortGel Blue Full サイズL（フィリップス・レスピロニクス社）

リーク（アンインテンショナルリーク）をどれぐらい許容できるのか？

　リークは少なければ少ないほどよいという誤解があります．もとよりインテンショナルリークゼロはあり得ませんし，アンインテンショナルリークゼロ（トータルリーク20〜30L/分程度）を目指すと「大抵」失敗します．くれぐれも，NPPVは患者の協力があって成り立つ治療です．アンインテンショナルリークゼロを目指すとなると，患者の不快など無視して

マスクを強くあてるという姿勢に結びつきます．もっと気楽に考えましょう．

ペイシャントリーク（アンインテンショナルリーク）20L/分が一般に目標とされます．先述したとおり，ペイシャントリーク表示は一般的ではないので，トータルリーク 30～40L/分が目標値として書かれる場合が多いです．

筆者はこの目標設定に不満があります．

- マスクの種類によりインテンショナルリークは異なり，トータルリークも異なる 表1

「このマスク，トータルリークが多めに表示されやすい」といった具合に癖をつかむことが大切です．

- 換気条件（特に EPAP）次第でインテンショナルリークは上昇し，それによってトータルリークも上昇する 表2, 3

  EPAP 4cmH$_2$O のインテンショナルリークは 30L/分強
  EPAP 8cmH$_2$O のインテンショナルリークは 40L/分強
  EPAP 12cmH$_2$O のインテンショナルリークは 50L/分強
  EPAP 16cmH$_2$O のインテンショナルリークは 60L/分程度

といった具合に相場観をつかむことが大切です．アンインテンショナルリークを 20L/分程度許容するとして加えると，

  EPAP 4cmH$_2$O トータルリーク 50L/分強はあり
  EPAP 8cmH$_2$O トータルリーク 60L/分強はあり
  EPAP 12cmH$_2$O トータルリーク 70L/分強はあり
  EPAP 16cmH$_2$O トータルリーク 80L/分程度はあり

となります．

これらの数字は筆者施設で頻用する NPPV マスクを用いて求めたものです．NPPV は医療者自ら体験できることも強みです．さすがに挿管・人工呼吸をお試し体験することはできません．各施設で設定を変えたときのトータルリーク量の相場観を求めてはどうでしょうか．

NPPV 専用機にとって，「安定的なアンインテンショナルリーク」であればリーク対応はそれほど難しくありません．地震など全く予想できない災害より，台風など周期的にくる災害の方が対応しやすいのと同じです．

「顔にそっとマスクをおいて，リークはきっとここらへんからあるだろうけどそれは仕方ない．EPAP 4cmH$_2$O なのでトータルリーク 50L/分になればいいな．60L/分ぐらいもありだな．」という姿勢です．

　余談ですが，本実験を通して，筆者は換気能力が高い条件，例えば EPAP 10cmH$_2$O，IPAP 20cmH$_2$O の換気はハンパではないことがわかりました．「NPPV マスクは顔におしつけるのではなく，顔におくようにしましょう」などと教育するものの，高圧条件下においてアンインテンショナルリークがないように換気するためには相当なパワーで顔におしつけなければならないことを感じました．

リークを気にしすぎるな!! でも気にしろ!!

　リークを気にしすぎると，結局ヘッドギアを締め上げて対処という姿勢につながります．一方，でごくわずかな隙間でも莫大なリークにつながることも事実です．本 CHAPTER 冒頭の症例のように，少しの工夫でリークが減少することもあります．リークに真摯に対応するものの，ヘッドギアを強く締める対応はとらない，ある程度のリークを許容する といった姿勢をスタッフ間で共有することが重要です．

CHAPTER 06
こういうことだったのか!! NPPV

マスクフィッティングを制するものはNPPVを制する

リークが多いとき，「ヘッドギアをきつく締める」対応が行われがちです．一時的なリーク減少効果はあっても結局うまくいきません．些細な問題でリークは発生し，些細な努力によりリークは消失します．NPPVは通常の人工呼吸器管理とは比較にならないほど大量のリークを前提に換気するため，汎用人工呼吸器ほど細かい設定をできません．そして多くのケースにおいて患者は覚醒しています．マスク装着に対して不快感や恐怖心を患者がもつとNPPV施行がきわめて難しくなります．上手なマスクフィッティングをできるかがNPPV施行のカギとなります．

NPPVマスクの選択とその構造の特徴

NPPVマスクには，鼻マスク・鼻口マスク（フルフェイスマスク）・トータルフェイスマスクなどがあります．鼻マスクは閉口であることを前提とするので，急性呼吸不全において口呼吸が多いため主に鼻口マスクが用いられます．皮膚の状態などによりトータルフェイスマスクが選択されるときもあります．鼻マスク・鼻口タイプともに，エアクッションタイプとジェルタイプがあります．マスクのコンセプトを理解し使用するのか漠然と使用するのかで天と地ほどの差があると筆者は考えています．

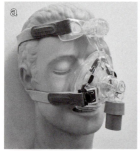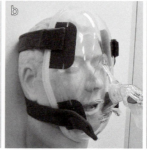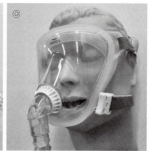

図1 各種NPPVマスク
a:鼻マスク　b:トータルフェイスマスク　c:トータルフェイスマスク

まずはマスクの構造を理解しましょう．

ダブルクッションタイプ 図2

マスクのパーツの呼称は全く統一されていません．本CHAPTERにおいては暫定的にダブルクッションとしましたが，2種類のクッション，2重のエアースプリングクッション，デュアルクッションなど各社バラバラの呼称です．以後も，暫定的に理解しやすいと思われる呼称を使用します．

シリコン部分が硬軟2種類の素材でできていることに特徴があります 図2a ．エアにより軟らかい外側シリコン（アウターメンブレン）が「風を受けたヨットの帆のように」膨らみ組織への圧があまりかからない状態を目指します 図2b ．エアクッションをつくると表現されます．しかし，強く圧迫すると，軟らかい素材など簡単に潰れ，硬い素材（インナーメンブレン）が皮膚を圧迫し皮膚障害（×）をおこします 図2c ．また，潰れるとアウターメンブレンに皺がよりやすくリークの原因となります．

シリコンパーツをとりだし内側からみましょう 図3 ．顔に触れるアウターメンブレン（軟らかいシリコン素材，▷）と内部のインナーメンブレン（やや硬いシリコン素材，⇒）がみえます．鼻の部分（→）はそのインナーメンブレンがありません（この製品は顎の部分もないのですが，製品により異なります）．多くの製品の鼻の部分は，本製品のようにインナーメンブレンがありません．これは，当然鼻という突起物に接触しないための配慮と思われます．軟らかい素材（アウターメンブレン）が「ヨットの帆のように」膨らめばよいですが 図2b ，潰れると土台であるマスクの硬いフレームが「直接」鼻骨根部に接触します．

CHAPTER 06：マスクフィッティングを制するものは NPPV を制する

　コンセプトとしては 図2b は素晴らしいのですが，軟らかい素材を帆のように膨らませることは容易ではありません．左右・上下のバランスが崩れるとどこかが簡単に潰れます．「左下側からリークがあるので左下側のヘッドギアを締めると，今度は右下側からリークが生じ右下側のヘッドギアを締めると鼻骨根部付近からリークが生じ，額側のヘッドギアを締める」といったシーンをよく目にします．結局シリコン素材が「風を受けたヨットの帆のように」に全く膨らまず全周的に「ぺちゃんこ」になります．シリコン素材を「風を受けたヨットの帆のように」膨らますコンセプトを

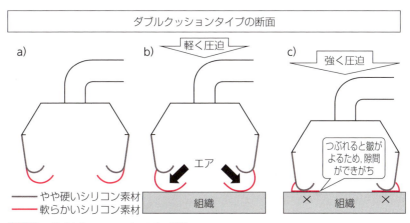

図2　ダブルクッションタイプの構造

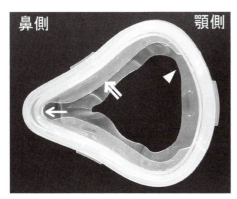

図3　ダブルクッション部品を内部から観察

理解し，左右の対称性にこだわり上下方向も顔に平行に設置されることを目指します．

ジェルタイプ 図4

外側にクッション，内部にジェル素材があります 図4a．

このタイプもダブルクッションと同様に「帆のように膨らむ」コンセプトを放棄していないのですが，実際には難しく，ジェルの壁が顔に立つイメージです 図4b．ジェルの軟らかい部分は最も厚い部分で3.5cmもあります．この厚さは圧の分散につながり皮膚軟部組織保護において強みとなります（→ p.25）．

一方，ジェルによりマスクが重くなるため特に長期利用患者は嫌がる傾向がありま

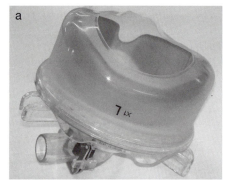

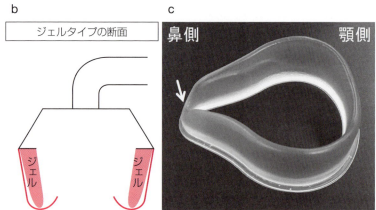

図4 ジェルタイプの構造と内部ジェル
a：ジェルタイプマスクの患者接触面
b：ジェルタイプの断面
c：ジェルタイプからとりだしたジェル部分　ジェルの軟らかい部分は最も厚い部分で3.5cmあるが，鼻骨根部（→）は薄く7mmしかない．
製品名：ComfortGel Blue Full サイズ L（フィリップス・レスピロニクス社）

す．また，ジェルとはいえ，顔を圧迫することに変わりはありません．ダブルクッションタイプと同様に鼻骨根部のジェルが薄いため（軟らかいジェル部分は 7mm, 図4c），強く押しつけるとマスクの硬い土台部分が「直接」鼻骨根部にぶつかります．ジェルがあるからと安心せず鼻部分に注意が必要です．

ジェルの量を減らし，より軽量化した製品も発売されています 図5．軽いですが，クッション効果は減ると考えられます．

ダブルクッションタイプよりジェルタイプが主流になっているようです．

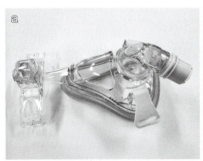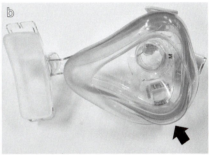

図5　ジェルを減らすことにより軽量化したマスク
b: 外側のクッションを反転し内部のジェルを露出（➡）．ジェルの量が少ない．
製品名: アマラジェルフルフェイスマスク　サイズ L（フィリップス・レスピロニクス社）

（狭義の）ジェルタイプ

患者に接する部分がジェルのみです 図6．製品のジェルの厚さは 1.5cm 程度です．筆者はこのタイプは比較的低い設定圧でリークなくNPPV を施行できる状況に限定するべきと考えています．圧を分散するためのジェルの厚さが十分ではないと考えるからです．

ダブルクッションタイプとジェルタイプのいずれのタイプを使うかは好みの面もあります．患者との相性もあるでしょう．様々な種類にトライし経験を積みましょう．

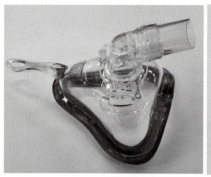
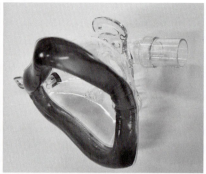

図6 ジェルのみの接触面をもつマスク
製品名：Veraseal2　フルフェイスマスク（パシフィックメディコ社）

マスクフィッティングを制するものはNPPVを制する

さりげない努力でリークは減少し，MDRPU（→ p.29）の発生も減少します．例えば，ヘッドギアを装着するとき，左右から別の医療者が「せーのーで」と引っ張る風景がよくあります．その瞬間はマスクがうまく装着されたようにみえても，ヘッドギアを引く力は人により異なるためヘッドギアのテンションに左右で違いが生じ，しばらくすると左右非対称にマスクのクッションがつぶれ，リーク

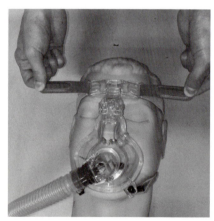

図7 同一人物が左右からヘッドギアを引き固定

の原因となります．同一人物がヘッドギアの左右を同じ力で引き固定することが重要です 図7 ．さりげないが重要なポイントです．

かつて NPPV ブームであったとき，各施設においてこういったマスク

CHAPTER 06：マスクフィッティングを制するものはNPPVを制する

フィッティングのコツが追及され，学会や書物で発表されました．そういった工夫の総集編をつくりました 表 ．NPPVはチームで臨む治療であることを意識しましょう．「小さなところに神は宿る」です．少しの努力・気遣いで大きな成果がでます．

表　NPPV マスクフィッティングの問題点やコツ

評価
● 担当看護師個人による場当たり的対応ではなく組織として対応方法を検討し共有する．
● 印象による申し送りではなく，マスク装着部位をデジタル写真撮影し経時観察する．
● マスクフィッティングに難をかかえていることを看護師は皆知っているが，医師は知らないということがある．情報を医師・看護師・ME間で共有する．
● 長期NPPV使用患者はエアリークへの恐怖心が強く，患者が看護師は緩くフィットさせたいのに患者が強いフィッティングを望み，看護師はそれに応じ，さらに皮膚症状が悪化といった悪循環になりやすい．

マスクフィッティングの検討
● やや小さめのマスクから検討するとよい．必要であればマスクのサイズやタイプを積極的にチェンジし検討する．大きさ・タイプをかえたローテーションを検討する．
● 呼吸状態が許すなら短時間でもよいのでマスクをはずす時間をとれるか検討する．
● マスクの繰り返し使用により劣化・変形していないか．
● マスクを顔面におさえすぎることによりかえって変形しエアリークが増える．
● 吸気時においてもマスクのエアクッション（特に鼻骨根部）に皺がよっていないことを確認する（ダブルクッションタイプは顔面にフィットしやすい一方，創傷被覆材と強く接するとエアリークが生じやすい）．
● 顔面と額に角度がある患者，ない患者がいる．特に角度がある患者においては鼻根部に圧がかかりすぎないように可動式額アーム（サポートアーム）をフラットではなくむしろ角度をつくるようにする．
● 額アームの位置は適正か．
● 額アームの除圧を避けるためタオルなどをはさむとバランスがくずれ位置ずれの原因となりやすい．
● マスクが左右対称にあたっているか，上下方向も顔に水平にあたっているか．
● ただし，顔面が左右非対称であることは少なくない．患者の特性をよく観察しそれを計算にいれ対処する．
● 人工呼吸器回路の重さが顔面の荷重につながっていないか．
● マスクの種類，メーカーをかえて検討する．
● リークがマスクの鼻側から生じると目にあたり不快感が強く角膜乾燥をきたしやすい．リークを許容するならば，マスクの口側につくる．ただし，そのためにマスク上部を圧迫してはならない．あくまで顔面に平行にあてる．
● 義歯を誤飲するリスクが少ない患者においては，義歯をはずさず装着したままとする．
● 残存歯が少ないとき，残った歯に力が集中し圧損傷をおこしやすい．
● 歯並びが悪い患者の外側を向く歯は圧損傷をおこしやすい．

- 高齢者の頬のリークはガーゼにアズノール軟膏をしみこませたものをはさむ．マスクをトータルフェイスタイプにかえるといった対応を考える．

ヘッドギアの検討

- ヘッドギアは左右対称か．
- 左右からヘッドギアを引っ張り，固定しない．ヘッドギアを伸ばす力は医療者によって異なる．頭をおさえる係とヘッドギアをつける係を分ける．
- 下側のヘッドギアと顔の隙間は指2本が入るぐらいが適切．上側は額アームが軽くあたる程度にする．
- 古いヘッドギアは左右のテンションが異なっていることが多い．
- ヘッドギアには伸縮性があることが重要であり自作のものを使用しない．
- マスクをはずすときは，ヘッドギアのマジックテープをはがさずクリップをはずす．
- ヘッドサポート（→ p.61）の併用はコストはかかるが，特に額アームがあたる部分に問題がかかる患者において有効．

ドレッシング素材（創傷被覆材）の検討

- ドレッシング素材がリークの原因となることは多い．
- 厚みを考える（厚みのあるものは皺がよりリークを生じやすく，薄いものを選択する）．表面の折れ目・くぼみがリークの原因となることもある．ドレッシング素材の2重貼を行わない．
- 創傷被覆材外表面はすべりやすいほうがよい．
- 軟膏処置を考える（白色ワセリン・アズノール軟膏塗布ガーゼ）．白色ワセリンは8時間おきにふきとり塗りかえる．

文献1〜5 をもとに筆者の経験を加えて構成

筆者が考える良質なマスクフィッティングのコツ

「ヘッドギアを強く締めることをやめよう」とよびかけ，上下・左右のバランスにこだわりながらマスクを装着することを心がけてきました．観察している間はリークが少なく良好に換気できてきます．しかし，しばらくして訪床するとマスクがずれリークが非常に多いことや，ヘッドギアが強く締められすぎていることが多いと感じていました．

NPPV患者は半座位体位をとることが多いのではないでしょうか．横隔膜が下がり，肺が拡張しやすくなり呼吸仕事量が減るとされます．誤嚥性肺炎のリスクを減らすともされます．

ある日ふと考えました．

「ヘッドギアに指が2本入るぐらいの強さで締めましょうといわれる．

CHAPTER 06: マスクフィッティングを制するものは NPPV を制する

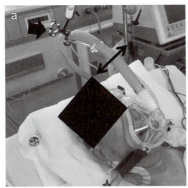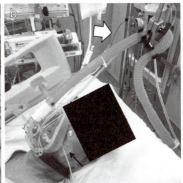

図8 NPPV マスクの固定にサポートアーム（➡，⇨）を活用

それぐらいの強度であれば，マスクがずり落ちることは当たり前なのではないか？ マスク本体・回路は結構な重さであるし…

それならば，マスクを積極的に吊るという対応があってもよいのでは…」

　NPPV 専用機本体の設置台から伸びる回路サポートアーム（**図8** ➡，⇨）を利用し頭側から「マスクを吊る」ようにしました．時間経過によるマスクのずれが驚くほど減りました．やや硬めの回路を使用することや，マスクを吊り上げたい方向を考えてアームと回路の配置を考えることがコツです．

　体動が激しい患者においてはむしろマスクのずれの原因となるので，臨機応変に対応することが大切です．患者の体動（特に首を振る動き）が少ないときは，回路をU字形に回路サポートアームにつけると（**図8b** ⇨），回路の固定性が強くなります．ただし，体動によりずれやすくもなります．体動が比較的多いときは，サポートアームへの固定は1カ所とし（**図8a** ➡），サポート部分からマスクまでの距離を長めにとると，患者の左右の動き（**図8a** ↔）に対応しやすくなります．

　"回路サポートアーム徹底活用"によって，NPPV 管理はだいぶ楽になったと感じています．

　額をサポートする NPPV マスクを使うこともあります **図9**．フィリップス・レスピロニクス社はキャップストラップシステムとよび，ヘッドギ

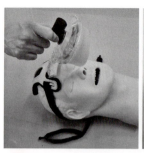 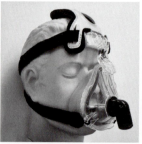 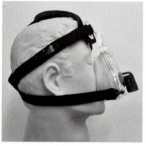

図9 キャップストラップシステム付 NPPV マスク
製品名　AF811 ジェル SE　フルフェイスマスク（フィリップス・レスピロニクス社）

アの下側のクリップをはずすだけでマスクを開放すること **図9左** を目指した製品です．固定性が向上し，マスクのずれおちをおこしづらいです．ただし，キャップストラップシステムはシングルユース製品のみです．

【参考文献】
1) 森岡香代子, 他. 非侵襲的陽圧換気（NPPV）療法中のマスク装着部に対する新しい皮膚ケア法の検討. 日本呼吸ケア・リハビリテーション学会誌. 2009; 19: 77.
2) 吉田幸, 他. NPPV マスク回診によるマスク関連皮膚障害の改善効果. 日本呼吸ケア・リハビリテーション学会誌. 2015; 25: 248.
3) 菊池弘恵, 他. 非侵襲的陽圧換気療法のマスク接触部に用いる皮膚保護材の違いによる発赤発生率の比較. 日本呼吸ケア・リハビリテーション学会誌. 2013; 23; 176.
4) 下田優作. NPPV マスク素材と被覆保護材間の摩擦力測定. 日本呼吸ケア・リハビリテーション学会誌. 2016: 26; 326
5) 日本呼吸器学会 NPPV ガイドライン作成委員会. NPPV（非侵襲的陽圧換気療法）ガイドライン（改訂第2版）, 東京: 南江堂; 2015.

CHAPTER 07

こういうことだったのか!! NPPV

NPPV 実践講座

読者のあなたは，急に息苦しくなりました．今までに経験したことがないような苦しさです．家族が救急車をよび，救急車内で酸素マスクをつけられましたが症状は悪くなるばかりです．救急救命士がいろいろ聞いてきますが，うるさく思えます．救急車の揺れも気になります．
〇〇救命救急センターにつきました．何人もの医療者があなたを見下ろしながら，いろいろ聞いてきます 図1 ．採血がはじまり上半身を裸にされ心電図をつけられ胸部X線写真もとられました．「まっしろけやな」という声が聞こえます．胸に冷たい棒のようなものをあてられ，何か議論をしています．
突然，酸素マスクが外され，別のマスクが顔につけられました．それまでと違い，顔に強くおしつけられます．すごい勢いで風が顔にあたります．ゴムバンドのようなものでマスクが頭に固定されました．マスクはきつく風も不快です．
「リークが多いな，もっとしっかり締めて．」さらにマスクが顔におしつけられました．医師らしい若い男はいいます．「△△さん，楽になったでしょう!!」
身の置き所がなく苦しいあなたは朦朧とする意識の中で思います．
「楽なわけがないだろう．何をやっているんだ，こいつらは．」

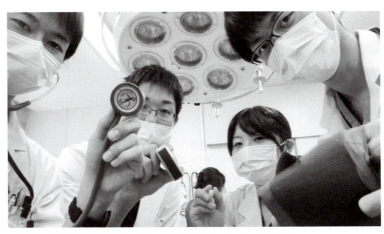

図1 患者からの光景のイメージ（撮影協力　筆者施設研修医）

CS 1（クリニカルシナリオ1）とよばれる単純な急性心不全の治療を考えてみましょう．血管内容量が大きいために肺水腫をおこしている状態であり，血圧は保たれているかむしろ高血圧です．一時的に体内の水分が血管内に偏る状態であり，うまく心臓・肺への負担を軽減できれば急速な回復がみこめます．低酸素と苦悶症状を呈して，ERへ搬送されます．NPPV登場以前は挿管・人工呼吸に踏み切らざるをえず，鎮静薬を投与し，挿管し人工呼吸をはじめてホッとしていると，さっきまで高血圧であったはずが逆にショック状態となり今度は昇圧薬を投与し…「俺たち，何をやっているんだ!?」といったシーンが珍しくありませんでした．

　現在，CS 1に対してはNPPV導入とニトログリセリンを投与することにより対処するのがスタンダードであり，ガイドラインにも書かれます．ニトログリセリンを高用量で使用し，容量血管である静脈を拡張させ，いわばプールをつくり，心臓・肺への負担を短時間で軽減させます．NPPVがもっとも短時間でパワーを発揮するのがCS 1です．

　NPPV導入の流れを通じて，リアルに急性期NPPVについて考えていきましょう．NPPV機器は，多くの医療機関で使用されるV60ベンチレータ（フィリップス・レスピロニクス社）を主に想定します．

NPPVの適応・開始の基準

　呼吸不全ならば即NPPVとは当然ならず，適応のチェックが必要です（表1, 2, 3）．エアウェイに問題がないことと，重症度が高すぎないことが重要です．例えば，敗血症性ショック・高濃度カテコラミンを必要とする呼吸不全患者にNPPV導入をすることは適切でしょうか．敗血症性ショックにより頻呼吸を呈している患者に対しては，基本的に，鎮静・挿管・人工呼吸管理をし「楽にしてあげる」ことが非常に重要です．NPPVはもちろん患者の呼吸仕事量を軽減するものの，ゼロに近づくことを目指します（フルサポート）．ただし，「どれぐらいの重症度に対してNPPVで攻めるか？」に関しては，施設・担当医により大きく考えが異なります．例えば，敗血症性ショックに対してNPPVを積極使用する施設があります．筆者知人ICU医師は「導入してうまくいかなければ，すぐに挿管すればいいやん」といいます．

意識が比較的清明であることもNPPVの施行には重要であり，COPD患者のCO_2ナルコーシスによる意識障害を除くと（この病態はNPPVの非常によい適応です），本来，意識障害はNPPVを避けるべきです．が，「むしろ，ある程度の意識障害がある方がNPPVを導入しやすい」とする考えもあります．どこで，NPPV患者を観察するかによってもNPPV導入の閾値は変わります．ICUにおいて常に患者に目が届く状況とICUほどには観察レベルを保てない一般病棟では，NPPV導入の閾値が変わります．

表1　NPPV開始の基準
どれかがあればNPPVの適応チェックに進む．

- □ 高濃度酸素投与が必要である
  （マスクまたはリザーバーマスクで10L/分以上）
- □ 低酸素による症状がある
  （呼吸困難，不穏，発汗）
- □ 努力呼吸で疲弊しそうである
  （呼吸数>35回/分が5分以上継続，呼吸補助筋を使用している）
- □ 気管チューブ抜管後で呼吸不全の発生が予想されるもの
  （65歳以上，心不全，APACHE Ⅱ 12点以上などで気管挿管による人工呼吸を受けた例）

岡元和文, 他. 人工呼吸開始と離脱のタイミング, 離脱法. In: 岡元和文, 編. エキスパートの呼吸管理. 東京: 中外医学社; 2008[1] より引用

表2　NPPVの適応チェック
すべてを満足したらNPPVを開始する．満足しないならば気管挿管による人工呼吸を考慮する．

- □ 緊急気管挿管の必要性がない
  （上気道閉塞の症状はない）
- □ フェイスマスクを使用できる
  （頭部・顔面の外傷や異状がない）
- □ 循環動態が安定している
  （血圧>90mmHg，心拍数<140回/分でドパミン<5μg/kg/分，重症不整脈や心筋虚血がない）
- □ 喀痰を喀出できる
- □ 誤嚥，嘔吐の危険性がない（上部消化管出血がない）

岡元和文, 他. 人工呼吸開始と離脱のタイミング, 離脱法. In: 岡元和文, 編. エキスパートの呼吸管理. 東京: 中外医学社; 2008[1] より引用

表3 NPPVより侵襲的人工呼吸を選択すべき状況

- 心肺停止
- 重度の心室性不整脈・高濃度カテコラミンを必要とし血行動態不安定
- 上気道閉塞
- 意識障害
- 喀痰が多く頻回の吸痰が必要
- 誤嚥の危険性が高い（イレウス，胃充満など）
- 非協力的・不穏状態
- 顔面の変形や創傷などによりマスクを装着できない

導入タイミングも重要です．「追いこまれてから」導入してもよい結果をえられるわけがありません．

NPPVの適応疾患

　強いエビデンスがありNPPVの絶対適応といえる4疾患が **表4左** です．人工呼吸が必要であると判断したとき，特にこれら4疾患はNPPVを視野にいれなければなりません． **表4右** は中等度のエビデンスです．術後呼吸不全の治療と予防やCOPD，心不全の抜管失敗予防は赤丸急上昇・エビデンス集積中であり左側に移動する可能性が高いと筆者は考えています．それ以外の疾患については，施設・担当医により大きく考えが異なります．

　NPPVの最大の長所でもあり弱点でもあるのはエアウェイ確保（気管挿管）されていないことです．それを意識しながら，判断します．長期戦覚悟で使用する場合もありますが，「48〜72時間で呼吸状態の改善が期待できる」かが1つの目安となります．

表4 NPPVの適応

推奨される疾患	考慮される疾患
COPD急性増悪※	挿管拒否
心原性肺水腫※	緩和手段としての終末期使用
免疫不全に伴う急性呼吸不全	COPD，心不全の抜管失敗予防
COPDの抜管およびウィーニング	COPDの市中肺炎
	術後呼吸不全の治療と予防
	喘息における急性増悪予防

※特に2疾患において臨床上使用有用性が高い
参考：日本呼吸器学会NPPVガイドライン作成委員会. NPPV（非侵襲的陽圧換気療法）ガイドライン（改訂第2版）. 東京：南江堂；2015[2]

適応をしっかり理解しよう

表4のようなNPPVの適応は，多くのNPPV解説書に書かれるのですが，「中途半端につまみぐい」されやすく扱いに注意が必要です．例えば，気管支喘息に対しては，あくまで「喘息における急性増悪予防」に適応があるのですが，「喘息にNPPVの適応があるんだ!!」となりがちです．重症気管支喘息発作に対して使用することは，挿管に踏み切る時間を失う側面があり，NPPVに不慣れな施設においては難しいです．

気管支喘息へのNPPV使用

まず明確に認識しなければならないことがあります．NPPV関連の本を読むと必ず「喘息へのNPPV」といった項目があるため，あたかも優先度がそれなりにあるように思えます．NPPV本において治療の優先順位にはあまり触れられません．**気管支喘息発作の治療において軽症，中等症，重症を問わず推奨されるのは，短時間作用性β2刺激薬（SABA）吸入です．**改善がみられず重症度が高ければアドレナリンの皮下注射も考慮されます．ステロイドも投与しますが，即効性はなく，あくまでβ2刺激薬によって気管支を拡張することが喘息発作初期治療のキモです．もちろんステロイドも大切です．COPD増悪に対してNPPVが治療の中心である（→p.93）のとは対照的であることを理解しましょう．

重症気管支喘息発作に対してNPPVの適応があるかは議論があることを知るべきです．重症喘息発作に対してNPPVがメジャーになれない理由は主に2つあります．
- 細い気道にエアをおしこむには高圧が必要であるが，NPPVによる達成は難しい．
- 患者の呼気のみならず吸気流速が低下し，呼気・吸気双方のトリガー（自発呼吸感知）がうまくできなくなる．

気管支喘息へのNPPVの適応は，施設間で判断が大きく分かれます．先のNPPV適応 表4 にあるように，気管支喘息の適応はあくまで「喘息における急性増悪予防」です．「使うのなら早めに使おう」です．ただし，エビデンスがそもそも弱く，NPPV機器の細かな設定変更を含む様々なコツが必要であり，NPPVに不慣れな医療者が行ってもおそらくうまくいきません．実際，「CQ2推奨：喘息発作による急性呼吸不全に対し，NPPVは試みてもよい．[エビデンスレベルⅡ，推奨度C1（経験が少ない施設においては推奨度C2）]，NPPVガイドライン」と，経験により推奨が異なります．

NPPVガイドラインエビデンスレベル
C1 科学的根拠は少ないが，行うことを考慮してもよい．有効性が期待できる可能性がある．
C2 十分な科学的根拠がないので，明確な推奨ができない．有効性を支持または否定する根拠が十分ではない．
であり，気管支喘息に関するエビデンスはなきに等しいです．

NPPVガイドライン解説文「喘息発作は急激に増悪することがあり，挿管のタイミングが遅れると生命の危険を伴うことから，増悪の兆しがあれば躊躇せず気管挿管下での呼吸管理に移行する必要がある．」を心にとめなければなりません．

多くの呼吸不全は挿管・侵襲的人工呼吸にもちこめば，一旦生命的危機から離れます．重症喘息発作に対して挿管したときは，そこからが勝負です．厳しい戦いが続きます．アドレナリンの持続投与を必要とするかもしれません．難しい気道管理・循環管理を求められます．そういった意味においても，挿管の決断が遅れてはならないのです．高度の低酸素になりさえしなければ，例え $PaCO_2$ が100mmHgを超えても患者は必ず助かります．なにがなんでも低酸素を避けなければなりません．

筆者は，気管支喘息発作と診断されているが，COPDとオーバーラップする要素がある高齢患者，特に喫煙歴のある高齢喘息患者に対してNPPVを試す価値があると考えています．

Asthma COPD overlap syndrome（ACOS，エイコス）

気管支喘息と COPD の両方の要素をもつ患者が少なくないことは従来から知られており，「COPD 合併喘息」「オーバーラップ症候群」などとよばれていましたが，2014 年，COPD の国際委員会と喘息の国際委員会が合同コメントをだし，Asthma COPD overlap syndrome とよばれるようになりました．
高齢喘息患者の半数近くが COPD を，COPD 患者の 20％〜半数近くが喘息を合併するとされます．ただし COPD への喘息の合併は欧米ほど多くないとされます．ACOS 患者の多くは喫煙歴があります．COPD に比して ACOS が，頻回の増悪が 2.4 倍，重症の増悪が 1.9 倍程度あるとする報告もあります　文献 3 ．
余談ですが，COPD-OSA Overlap Syndrome という別の overlap syndrome があります．COPD に閉塞型睡眠時無呼吸症候群を合併すると，夜間の REM 睡眠期に呼吸補助筋の働きが悪くなることから低換気傾向が強まることが問題となります．

NPPV のモード選択・条件設定

　　V60 ベンチレータには S/T，CPAP，PCV，VAPS モードがあります．VAPS モードはやや高度であり，紹介しません．S，T モードをもつ NPPV 機器もあります．V60 ベンチレータは S モード，T モードを単体ではもちません．
　　各モードの解説に加えて酸素濃度，EPAP，IPAP，ライズタイム，アラーム関連以外に設定が必要な項目を記載します．ライズタイムについては最後にまとめます．

S モード（Spontaneous：自発呼吸）　図2

　　自発呼吸にあわせるモードです．
　　患者吸気をトリガーすると IPAP に移行し，患者呼気をトリガーすると EPAP に移行します．
　　自発呼吸がないとき，換気は行われません．

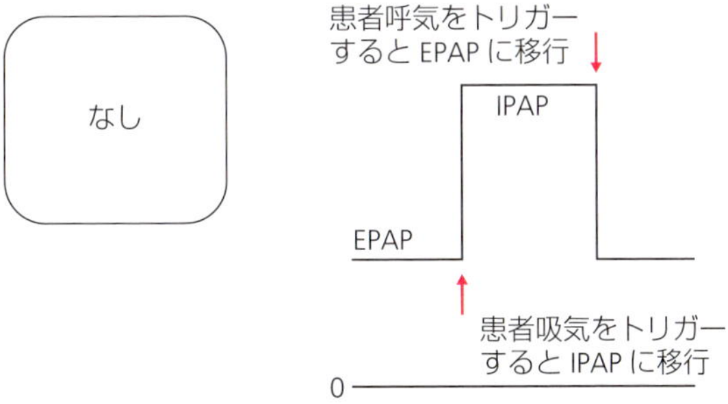

図2　S モードにおける設定項目と圧

Tモード (Timed: 時間制御) 図3

換気回数と吸気時間を設定します．自発呼吸とは無関係に，強制換気が行われます．

例）換気回数12回/分，吸気時間1秒

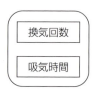
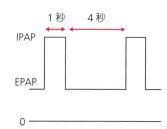

図3 Tモードにおける設定項目と圧の例

12回/分ということは，1呼吸サイクルは5秒であり，吸気時間1秒，呼気時間4秒です．

急性期NPPVにおいては自発呼吸がないあるいは不安定な患者にNPPVは本来導入すべきではなく，使われる可能性が少ないモードです．トリガーすること自体が難しい神経筋疾患患者への慢性期NPPVとして主に使われます．

吸気時間を吸気時間率で設定する機種もあります．

S/Tモード (Spontaneous/Timed) 図4

急性期NPPVにおいてSモード・Tモードが使われることはほぼなく，S/Tモードがもっと

自発呼吸によりトリガーされ補助換気が行われた．吸気タイミング・吸気時間は自発呼吸次第であり一定ではない．

自発呼吸が5秒ないためバックアップ換気が行われた．吸気時間は設定された1秒．V60ベンチレータにおいてはバックアップ換気は立ち上がりとプラトー部分（バックアップ換気が終わるまで）が赤線表示される．

図4 S/Tモードにおける圧の例
設定例）換気回数12回/分，吸気時間1秒
S: 自発呼吸を補助した換気　T: バックアップ換気

も使用されます．設定方法はSモードとTモードをあわせたものです．基本的に自発呼吸にあわせてSモードとして作動します．すなわち吸気を感知し（呼気トリガー）換気をスタートし，呼気を感知し（呼気トリガー）換気を終了します．自発呼吸が遅れると，あるいはないとTモードが作動し，自発呼吸を検知するとSモードに戻ります．

PCV モード（Pressure Control Ventilation）　図5

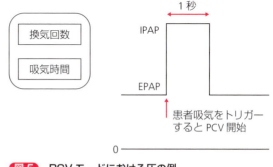

図5　PCV モードにおける圧の例
設定例）吸気時間1秒

S/T モードとPCV モードの違い

設定換気回数＞自発呼吸回数
同じ動きをします．設定吸気時間となります．

自発呼吸回数＞設定換気回数
違いがでます．
S/T モードにおいてはSモードが作動します．患者の吸気と呼気の開始をトリガーして作動するので吸気時間は患者次第です．
PCV モードにおいては，設定吸気時間となります．

S/T モードの吸気時間が常に固定されたものです．PCV モードにおいては，呼気トリガーをオフし吸気時間を固定します．すなわちSモードとTモードのどちらで作動しても，設定された吸気時間で換気されます．固定された吸気時間中に患者が吐きたくなったとき，ファイティングをおこすことがあります．

PCV モードの活用法については，他CHAPTERで紹介します（→ p.104）．

CPAP モード　図6

NPPV専用機には，特有のモードが多いですが，このモードだけは一般的

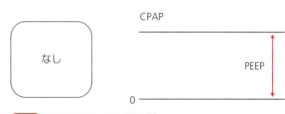

図6　CPAP モードの圧の例

なCPAP（=PEEP）と同じです．

平均気道内圧を上昇させるので酸素化に寄与します．

閉塞型睡眠時無呼吸症候群（OSAS）や肥満低換気症候群への使用において，気道閉塞を開放する役割を担います（➡ p.74）．

ライズタイム 図7

換気を行わないCPAPを除くすべてのモードにあります．吸気の立ち上がりの速さ（EPAPからIPAPに至る時間）を決める項目です．

人工呼吸器ツウがこだわる項目です．多くの患者は0.2秒で問題ないことが多いです．

●短く設定（0.05〜0.1秒）

患者が吸いたいのにエアがこなければ苦しいですよね．患者の吸気流速が速いとき，ライズタイムを短くし"追いつく"ことを目指します．ARDSなどの急性呼吸不全・COPD急性増悪などがあたります．

> V60ベンチレータ（フィリップス・レスピロニクス社）においてライズタイムは1〜5の5段階で設定します．1⇒0.1秒，2⇒0.2秒という具合に1/10の秒数となります．旧機種BiPAP Visionにおいては，0.05秒，0.1秒，0.2秒，0.4秒の4段階でした．

●長く設定（0.2秒以上）

神経筋疾患・拘束性肺疾患（例：間質性肺炎，肺結核後遺症など）においては，患者が息を吸いこむのに時間を要するため，ゆっくり補助することが重要です．

患者が「風の勢いが強すぎる」というときはIPAPあるいはIPAP-EPAPを下げるか，ライズタイムを長めに設

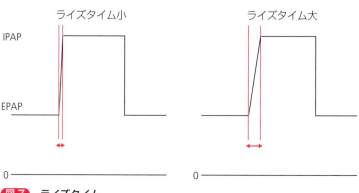

図7　ライズタイム

定します．

　1回換気量を稼ぎたいときは，短く設定してはダメです．読者自身が，息を急速に吸いこむとき，深呼吸をするとき，それぞれを想像してください．次にそれらを同時にしてください．もちろんできないですよね．そういうことなのです．大きく膨らむためにはゆっくり膨らむことが大切なのです．

S/T モードと CPAP モードのどちらを選択すべきか？

　NPPV が強く推奨される 4 つの病態 表4左 のうち，特に心原性肺水腫と COPD 急性増悪はホームランがでる疾患です．単に挿管を避けられるだけでなく，死亡率が減るとされます．

　この NPPV 適応代表 2 疾患に対して，S/T モードと CPAP モードのどちらを選択すべきかを検討しましょう．

心原性肺水腫

　肺水腫によって，肺胞壁が厚くなり肺胞は虚脱し肺胞内に水もたまっています 図8b ．また傷害部分は呼気時に完全虚脱するため呼気時はガス

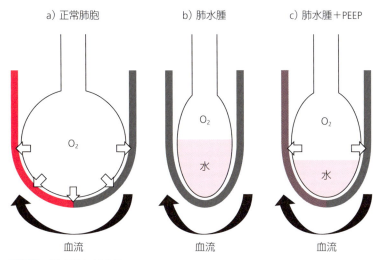

図8　肺水腫と PEEP　⇨は酸素移動のイメージ

を交換できません．

　PEEPを与えると，虚脱した肺胞が拡張します 図8c ．酸素交換に関与できる部分が増えます．呼気時にも完全虚脱しないのでガス交換に関与できます．以前，PEEPにより肺胞が膨らみ肺胞と血管の距離が近くなることによりガス交換能が改善する・PEEPにより水分をおし戻しガス交換能が改善するとの解説もありましたが，現在，主要素としては支持されません．換気血流不均等の改善が最大要素と考えられています．

　心原性肺水腫は，酸素化の障害であり換気障害ではありません．換気補助をする必要はありません．また，治療が速やかにいったときは比較的短時間で回復します．補助呼吸をすることにより呼吸仕事量を軽減するメリットはありません．むしろ不快感を訴えます．よって，CPAPモードを使用します．

> CQ19推奨：①肥満低換気症候群に対し，第一選択としてCPAPを使用する．［エビデンスレベルⅢ，推奨度B］②CPAPの治療効果が不十分であれば，bilevel PAPを使用する．［エビデンスレベルⅢ，推奨度C1］
> 日本呼吸器学会．NPPV（非侵襲的陽圧換気療法）ガイドライン（改訂第2版）．2015．

　心原性肺水腫に対してCPAPモードを選択することは有名ですが，もう1つのよい適応として高度肥満患者があります．閉塞型睡眠時無呼吸患者に対してCPAPを使うことを想起すれば，イメージしやすいですよね．単純にエアウェイが閉塞することが問題であるので，換気能力はあるはずであり，通常CPAPで十分です．

　ただし，換気能力が低下した肥満患者への対応，肥満がある敗血症患者の呼吸仕事量を軽減したいといった目的でNPPVを使うときは注意が必要です．人工呼吸といえば，肺を膨らますことにエネルギーを使うと考えがちですが，正しくありません．胸郭を拡大させるためにもエネルギーを使います（図9 はイメージ）．高度肥満患者の換気においては，換気圧の多くが胸郭を動かすことに費やされるために，通常の体格の患者よりはるかに高い駆動圧（IPAP−EPAP）を必要とします．高度肥満患者に鎮静薬や筋弛緩薬を投与するときも注意が必要です．意識や自発呼吸が保たれている間は，自身の筋力で胸郭を拡張させ呼吸しています．力もちであるといえます．しかし，鎮静薬や筋弛緩薬を投与すると一気に自身の筋力は失われます．バッグバルブマスクなどで換気するとき，肺だけでなく重たい胸郭を動かすことにもエネルギーが必要です．相当な圧をかけないと換気不能に陥ることがあります．また，「高度肥満患者に鎮静薬や筋弛緩薬投与後は相当な換気圧が必要」という心の準備がないと「一気に全く換気できなくなりました…」とパニックに陥ります．

　肥満患者の抜管時にはNPPVを準備することも重要です．

CHAPTER 07: NPPV 実践講座

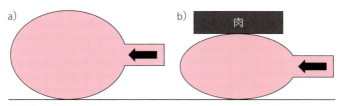

図9　通常の陽圧呼吸（a）と高度肥満患者の陽圧呼吸（b）のイメージ

COPD 急性増悪

　COPD は肺胞壁が破壊され本来もつ弾力性が失われ過膨張しています．肺胞や血管が破壊されているため酸素のとりこみが障害されています．また，肺の弾力性が失われ気管支も狭いため呼出障害があり換気にも問題があります．さらに，COPD 患者は呼吸筋疲労をおこしやすく NPPV による呼吸補助により呼吸筋疲労を防ぐことの意味が大きいです．
　よって換気・酸素化の両方を補助する S/T モードを選択します．

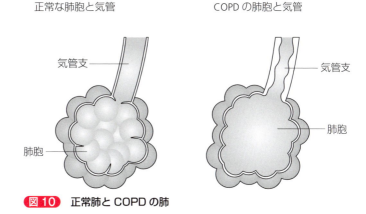

図10　正常肺と COPD の肺

　その他の呼吸不全も酸素化と換気の双方に問題があることが多いこと，換気を補助することは呼吸仕事量を軽減することから，多くの重症患者に対しては S/T モードが使用されます　表5．CPAP モードが使用されるのは，心原性肺水腫と高度肥満患者のエアウェイ開放だけと整理してもよいのかもしれません．筆者知人 ICU 医師は「俺は心原性肺水腫に対して

も初めから S/T モードを使用するでー」といいます．患者本人が「楽になった」というのであれば S/T モードでよいのではないかという考えです．ただし，心原性肺水腫に対して CPAP は強いエビデンスがあるのに対して，S/T モードにはありません．

表5 NPPV が強く推奨される疾患に対しての NPPV モードの使い分け

心原性肺水腫	CPAP モード
COPD 急性増悪 免疫不全に伴う急性呼吸不全 COPD の抜管およびウィーニング	S/T モード

S/T モードは CPAP モードより優れている？
CPAP モードは「劣った」モードと捉えられがちだと感じます．CPAP モードは CPAP 圧維持のみが仕事であるゆえの強みがあります．自発呼吸の開始・終了をトリガーする必要がないので，人工呼吸との非同調による不快に患者が悩まされることはなくなります．CPAP（PEEP）のみが必要である患者，特に短期管理が予想される患者に S/T モードを使うメリットはありません．

NPPV の圧設定用語　図11

　NPPV においては，bilevel PAP（bilevel positive airway pressure）とよばれる換気方法を用います．「bi」とは「2つの」という意味の接頭語であり，bilevel は「2つの圧レベル」を意味します．高圧の PEEP と低圧の PEEP があると考えればよく，高圧の PEEP を IPAP（inspiratory

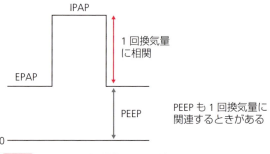

図11 NPPV の気道内圧と圧呼称

positive airway pressure），低圧のPEEPをEPAP（expiratory positive airway pressure）とよびます（本来的にはPEEP＝呼気終末陽圧＝呼気にかかる圧なので吸気を担う高圧側にPEEP表現を用いるのはおかしいです．簡単に理解するための便宜的な説明です）．

　圧の落差で換気すると理解しましょう．
- 圧の落差（IPAP－EPAP）⇒ 1回換気量に相関します．
- EPAPはPEEPそのものです．EPAPを上げると酸素化が改善します．

　ただし，COPDに対してNPPVを使用するとき．EPAPにより末梢気道が拡張することにより1回換気量が改善することがあります．逆に，EPAPを高く設定するとCOPDの過膨張がさらに悪化する可能性もあります．COPDに対するNPPVの問題点はCHAPTER 08（➡ p.93）にまとめました．

S/Tモードの一般的な開始条件

- **酸素濃度**⇒患者の疾患・状態に応じて50〜100％程度で開始します．
- **IPAP 8cmH$_2$O，EPAP 4cmH$_2$O** ⇒これにより換気量とPEEPが決まります．いきなり高い圧設定はしません．患者に慣れてもらうため"低めの"設定です．
- **換気回数12回/分（あるいは患者の呼吸回数より10〜20％少なく設定），換気時間1秒**⇒これらはあくまでTモード（バックアップ換気）のための条件です．

NPPV設定の変更

　IPAP 8cmH$_2$O，EPAP 4cmH$_2$Oで開始しましたが，患者の呼吸パターン・NPPVと同調しているか？，患者がNPPVの受け入れができているか？，腹部の膨満がないかなどに注意しながら，条件を変更します．
- **換気能を改善したいとき（PaCO$_2$を下げたいとき）**⇒換気量を規定するIPAP（厳密にはIPAP －EPAP）を2cmH$_2$O程度ずつ上げます．患者が吸気不足を訴えるときもIPAPを上げます．EPAPは本来換気量に関係ないはずですが，換気量アップにつながることもあります 図11．

- **酸素化を改善したいとき（PaO_2 を上げたいとき）**⇒ EPAP は 4cmH_2O のまま基本的に固定，酸素化の改善のためにアップなど，設定者により対応が異なります．酸素化の改善のためにアップさせる場合は，PEEP に相当する EPAP を 2cmH_2O 程度ずつ上げます．肥満など上気道閉塞が予想される患者においては，EPAP 4cmH_2O はやや少なく，6cmH_2O 程度は必要であると筆者は考えています．
- **トリガーがうまくかからないとき**（特に COPD 患者，➡ p.97）⇒ EPAP を 4cmH_2O → 6cmH_2O → 8cmH_2O と変更し，患者にとって最適な EPAP を探します．

IPAP をどの程度まで上げることができるのか？

IPAP の上限について明確な決まりはありません．

- **IPAP の圧に患者が耐えられるか？NPPV マスクによる顔面皮膚損傷が生じないか？**

例えば IPAP 20cmH_2O，EPAP 8cmH_2O と設定し，読者自身がマスクを顔にあててください．ものすごい圧を感じます．また，この圧でマスクをフィットさせようとすると，マスクを顔におしつけざるをえなくなります．MDRPU（➡ p.29）発生リスクは上昇します．

- **腹部膨満が出現しないか？**

食道は陰圧であることを前提としています．IPAP 圧が腹部膨満に相関するといわれます．食道入口部開放圧は 10～15cmH_2O とも，15～20cmH_2O ともいわれます．この数字自体，個人差が非常に大きく，IPAP が低くても腹部膨満が出現する患者もいれば，IPAP を相当高くしても出現しない患者もいます．いずれにしても腹部膨満は NPPV の重要観察ポイントの 1 つです．「お腹がはりませんか？」と患者に聞くことも重要です．腹部膨満が出現しても NPPV を続行するのであれば，食事・経腸栄養を止める対応を考えなければなりません．経管栄養チューブから時々エアをひくことによって腹部膨満に対応するという考えもありますが，腹部膨満が改善する保証はなく，チューブ自体が食道入口や食道胃接合部の双方を開放するため，逆流のリスクが高まる可能性があります．筆者は，腹部膨満があるがあえて NPPV を続行するときは，経腸栄養を中止し経管栄養チューブの抜去を考慮します．

これらを考えながら，患者ごとに IPAP の上限を考えます．

重症 COPD 患者に対する慢性期 NPPV において IPAP が 30cmH$_2$O 弱の高圧群と 15cmH$_2$O 弱の低圧群の長期予後を比較したとき（両群とも EPAP は 4cmH$_2$O 程度），高圧群において日中の運動耐容能や PaO$_2$ が改善したといった海外の研究があります 文献5 ．欧米において，IPAP20～30cmH$_2$O にも及ぶ NPPV 管理が報告される背景として高度肥満患者が多いことが関係するようです．日本においては，高度肥満患者はまれであること，日本人には気腫型 COPD（肺気腫病変優位型，図12，➡ p.100）が多く高圧換気によって気胸リスクが増加することから，IPAP が 20～30cmH$_2$O にも及ぶ HI-NPPV（high intensity-NPPV）は一般的ではありません．

施設によりますが，IPAP の上限を 15cmH$_2$O 程度，高く設定する施設でも 20cmH$_2$O 程度とすることが日本においては多い対応ではないでしょうか．

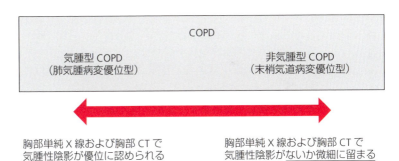

図12 COPD の亜型
引用：日本呼吸器学会 COPD ガイドライン第 4 版作成委員会．COPD（慢性閉塞性肺疾患）診断と治療のためのガイドライン．大阪：メディカルレビュー；2013[4)]

加温加湿器

NPPV を使用するとき，加温加湿器または人工鼻を併用します．NPPV は患者を換気するエアに加えてインテンショナルリークとアンインテンショナルリーク（➡ p.45）を加えると常時 100L/分程度エアが流れています．リークが多かったり患者吸気スピードが速ければもっとエアの流量（流速）は増えます．NPPV 専用機の性能としては 240L/分程度

まで流せます.

　NPPV普及早期，NPPVの送気は鼻腔を通るとき加湿されるので必ずしも加温加湿器を併用する必要はないと解説されることがありました．ぜひ，加温加湿器レスの状態で読者自身がNPPVを体験してください．壁配管から供給される酸素・空気の湿度はほぼ0%です．10分もすれば鼻や咽頭が痛くなります．まして，重症呼吸不全患者に装着するときは，読者の皆さんの呼吸よりリークも換気量も多いため上気道を通る乾燥したエアはずっと多いはずです．ネーザルハイフローにおいて加温加湿器はマストでしたよね．NPPVにおいても同様であると筆者は考えます．急性呼吸不全に対する非侵襲的陽圧換気システム安全使用のための指針（日本呼吸療法医学会．人工呼吸．2014；31：209）に，「本指針では急性期NPPV療法に人工鼻の使用は推奨しない」とあります．

　人工呼吸器用加温加湿器は，パスオーバー型といい，金属プレート（最高温度120度程度）を熱し，その上の蒸留水を気化することにより加湿します．プレートが水をあたためるのに時間がかかるためパフォーマンスを発揮するのに20～30分以上かかります．可能であれば，NPPVを患者に使用する少なくとも10分程度以上前に加温加湿器のスイッチを入れたいです．NPPVは患者の意識が保たれ，患者の協力を前提とします．はじめに，「この器械でかえって苦しくなった」と拒絶的態度をとられると導入が難しくなります．また，例えば「CT撮影のための移動後，加温加湿器のスイッチを入れ忘れていた!!」などないようにしなければなりません．

　多くの施設で用いられる人工呼吸器用加温加湿器MR850（Fisher & Paykel社）には侵襲モード（加温加湿器本体37℃，回路内で40℃に加温）と非侵襲モード（図13，加温加湿器本体31℃，回路内で34℃に加温）があります．ネーザルハイフローは侵襲モードを選択しますが，NPPVにおいては非侵襲モードを選択します．フローが非常に多く，本来乾燥しやすいのになぜ34℃設定なのでしょうか？　顔の表皮の温度は32～33℃であり，侵襲モード（37℃設定）とすると大量に顔面やマスク内で結露しドボドボになるからです．また，高温に設定すると患者が「暑い」と訴えがちです．マスク内に結露する場

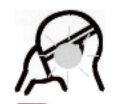

図13 MR850 非侵襲モードのマーク

合には，さらに設定温度を下げます．挿管すると人体の加温加湿装置といえる鼻咽頭をバイパスしますが，NPPV はバイパスしないので，鼻咽頭で 37 度まで加温加湿されることを期待します．

マスクの装着

　NPPV を開始するとき，いきなりマスクをつけて，さらにヘッドギアをつけて，ヘッドギアを締め上げて…としていないでしょうか．
　本 CHAPTER 冒頭の架空症例を思いだしてください．NPPV 装着を要する急性呼吸不全患者は人生においてもっとも苦しい状態です．意識はあっても朦朧とし，一方で死の恐怖すら感じています．そのような状況において，いきなりすごい量のエアが噴出するマスクを顔に密着されて「楽になったでしょう!!」といわれても同意できるわけがありません．そもそも，NPPV の効果が一瞬で発揮されるほど甘くありません．
　NPPV の最大のメリットであり，ときにデメリットとなりうるのは意識があることです．患者の協力なしに遂行できません．

筆者の知人呼吸器内科医師
「僕は，重症 COPD 患者など急性増悪時に NPPV の使用がありえる患者に対しては，平時から NPPV の説明冊子を渡して，いざとなったときのレスキューの鍵となるものであることを説明している．それだけで，いざとなったときの成功率が違うんだ.」

　このような"前投薬（あらかじめの説明）"があれば，非常にありがたいです．事前に NPPV について説明できるチャンスはなかなかないかもしれませんが，意識のある患者への丁寧な説明はかかせません．

筆者の説明例:「あなたは今，急性心不全という病態で，心臓や肺に水分がたまっています．肺は水分でドボドボになっているので，苦しいのですよ．今ここにある器械は，肺を拡げることにより呼吸を楽にするためのものです．呼吸を助けるための空気がたくさんこのマスクからでるので，びっくりしないでくださいね．はじめは皆さん，驚かれますがしばらくすると慣れます.」

NPPVを導入するとき，「リークは敵である」という意識が強いためか，マスクをいきなり強く圧着させるシーンを多くみます．NPPVマスクはクッションタイプなりジェルタイプなり，どちらも顔への密着性はよいです．特に，医療者が用手的に丁寧に患者の顔にあてるときリークはないはずです．用手的でリークがあるのであれば，微調整が難しいヘッドギアを使ってもうまくいく訳がありません（うまくいく訳がないのにさらにヘッドギアをきつく締めることによって悪循環に陥るシーンをよくみます）．
　まず「マスクのサイズをあわせます」と患者に告げ，NPPV機器に<u>接続されていない</u>マスクを患者の顔にあて，サイズをあわせます．
　次に患者に「今からこのマスクを顔にあてますよ」と告げ，NPPV機器につながれたマスクの下側をもち，顔に対してマスクを平行に移動させ「そっと」のせます．顔にあてるのではなく「のせる」というイメージが大切です．特に，クッションタイプはおさえすぎると変形し，かえって隙間を生じやすいです．おさえればよいというものではありません．マスクの下側をもつのは，医療者の手が患者の視界を妨げないためです．
　NPPV初回開始時，筆者はいつも「なぜ，ヘッドギアをつけることをそれほど急ぐのだろう」「皮膚損傷予防のドレッシング素材の貼り付けをなぜ，それほど急ぐのだろう」と思います．くれぐれもヘッドギアの装着を急ぐ必要はありません．最低<u>10分程度</u>マスクを用手的に顔に丁寧にあて，患者を観察，ときに会話をしながら経過をみましょう．マスクをヘッドギアで固定後，早々に医療者がベッドサイドからいなくなることなどあってはなりません．

表6　NPPV導入時患者ケアのポイント

- NPPVの必要性を十分に説明する
- 医療者がマスクを手でもち，患者の顔にあてる
- 患者が嫌がる場合は，いったん中断し訴えを聞く
- 患者が慣れるまでは，設定圧は低めに設定する
- 患者が慣れてから，マスクをヘッドギアなどで固定し設定圧を徐々に上げる

岡元和文, 他. 人工呼吸開始と離脱のタイミング, 離脱法. In: 岡元和文, 編. エキスパートの呼吸管理. 東京: 中外医学社; 2008[1] より引用, 一部表現を筆者が改変

NPPV 中の鎮静

> まず，**はじめに NPPV では通常鎮静を必要としない**．海外の報告ではあるが，欧州では 24％程度で鎮静が行われ，米国では 41％で鎮静が行われている．日本での調査では，NPPV 中の鎮静は 56％の症例で施行されており，使用薬剤は dexmedetomidine が最多（27％）と報告されている．
> 〔日本呼吸器学会．NPPV ガイドライン（改訂第 2 版）．2015[2)] より引用．太字は筆者による．〕

　諸外国に比して日本においては NPPV 中の鎮静率が高そうです．NPPV と軽い鎮静のセットが標準業務となっている病院もあると思われますが，原則は「鎮静を必要としない」です．

　ICU など重症病棟で日々診療をしていると，「鎮静患者の方が，管理が楽である」という医療者心理が働きがちです．たしかに看護ケアの面だけで考えると，挿管・人工呼吸患者の方が NPPV 患者より圧倒的に楽であることが多いです．

　NPPV の最大の強みは，鎮静を必要とせず意識を保つことができることです．咳反射を温存し，誤嚥のリスクが減ります．患者の反応や感想をとりいれながら治療をすすめることができることも間違いなくストロングポイントです．少なくとも，「NPPV には鎮静薬セットがルーチン」とすべきではないでしょう．デクスメデトミジン（dexmedetomidine，プレセデックス®）であっても咳反射が低下する患者はいます．

　意識レベルが低い患者に対して，あるいはあえて鎮静薬を使用し意識レベルを下げて NPPV を行うというのであれば，経腸栄養をストップする，流量を相当減らすといった対応を考慮にいれるべきです．往々にして，「NPPV は患者によいはず」であり「経腸栄養は患者によいはず」であるので，何となく両者を同時に行うことになりがちです．「NPPV は患者によいはず」と「経腸栄養は患者にとってよいはず」は独立事象ではありません．筆者も基本的には NPPV 中であっても経腸栄養を積極的に行うべきであるという立場ですが，それはあくまで意識レベルがよいときです．NPPV（特に口鼻マスクを使用時）はマスクを強くフィットさせることによって口元が隠されるので，嘔吐や口腔への食物の逆流の発見が必ず遅れます（筆者経験）．「腸を使える患者は腸を使え」は大切なメッセージですが，あくまでトータルなリスク管理が必要です．

デクスメデトミジンは軽い鎮静を保つことや呼吸への影響が少ないことから，NPPV の鎮静薬として用いる施設は多いでしょう．せん妄もおこしづらいとされます．2017 年 3 月，ある大学病院で，デクスメデトミジンの急速投与により患者が心停止したことが報道されました．デクスメデトミジンはα2 アドレナリン受容体作動薬であり，中枢性の血圧降下作用がありますが，それに加えてα2 アドレナリン受容体が中枢神経に広く分布することから鎮静・鎮痛薬として活用されるようになりました．効果発現が遅いことがデクスメデトミジンの欠点としてあげられます．急速投与は禁忌であり，効果発現を早めたいのなら，初期負荷量で投与します **表7** ．ローディング速度 6μg/kg/時は，筆者の感覚的には多く，筆者は 2μg/kg/時程度で行っています．担当看護師に「ローディングは 10 分だけ」と宣言し，忘れないようにタイマーを使用します．

表7 デクスメデトミジンの持続投与速度

	初期負荷量	維持量
時間	10 分	10 分〜
投与速度	6μg/kg/時 （患者の状態に合わせて適宜減量）	0.2〜0.7μg/kg/時 （患者の状態に合わせて適宜減量）

50kg の患者に対してプレセデックス 1V 2mL を生理食塩水 48mL で希釈し使用するとき 6μg/kg/時＝75mL/時，0.2μg/kg/時＝2.5mL/時，0.7μg/kg/時＝8.8mL/時
参考：プレセデックス®適性使用ガイド，丸石製薬株式会社

デクスメデトミジン（dexmedetomidine，プレセデックス®）はせん妄の予防薬となる？

ミダゾラム（ドルミカム®）に代表されるベンゾジアゼピン系薬剤はせん妄の A 級戦犯であることは今や常識です．デクスメデトミジンはせん妄を「悪化させない」評価はかなり定着しました．さらに，デクスメデトミジンがせん妄の予防作用があるとの報告 **文献6** があります（同様の他の報告もあります）．この論文への correspondence が同じ雑誌に後に掲載されました **文献7** ．「デクスメデトミジンは単にせん妄を誘発する他の薬剤使用量を減らすのか，あるいは直接的に神経保護作用を発揮するのか？」とあり，行間に「前者によってせん妄が減ったのではないのか？」がにじみでていました．Correspondence に対する反論 **文献8** がなされたのですが，歯切れが悪いものでした．
せん妄に対してエビデンスがあるのは，現時点では早期リハビリ・早期離床しかありません．

NPPV 導入後の評価 表8, 9

- **血液ガスの評価** 導入後 30 分，2〜4 時間といった時点で評価します．特に pH の推移と意識レベルの改善を重視します（NPPV 施行前の pH が再挿管に関連することや，NPPV 施行 1〜4 時間の pH 改善率が悪いとやはり再挿管に関連するとされます）．
「PaO_2，$PaCO_2$ は改善したか？」ももちろん評価します．乳酸値（Lac）

表8　NPPV 開始後 30〜120 分のチェック
2 項目以上を満足したら NPPV を継続する．2 項目以上を満足しないならば気管挿管による人工呼吸を考慮する．

- ☐ 意識レベルの悪化がない
- ☐ 呼吸数が改善した
- ☐ 酸素化が改善した
- ☐ アシデミアまたは $PaCO_2$ が改善した
- ☐ 心拍数，血圧が改善した（頻脈，高血圧または低血圧の改善）
- ☐ 新たな心電図異状の出現がない
- ☐ 症状の悪化がない（呼吸困難，不穏，発汗）

岡元和文，他．人工呼吸開始と離脱のタイミング，離脱法．In: 岡元和文，編．エキスパートの呼吸管理．東京: 中外医学社; 2008[1]）より引用．アンダーラインは筆者による．一部表現を筆者が改変．

表9　NPPV 開始後 12〜24 時間のチェック
すべてを満足したら NPPV を継続する．すべてを満足しないならば気管挿管，NPPV 継続，その他を考慮する．

- ☐ 意識レベルの悪化がない
- ☐ 呼吸数の悪化がない
- ☐ 酸素化の悪化がない
- ☐ アシデミアまたは $PaCO_2$ の悪化がない
- ☐ 心拍数，血圧の悪化がない
- ☐ 新たな心電図異状の出現がない
- ☐ 症状の悪化がない（呼吸困難，不穏，発汗）

岡元和文，他．人工呼吸開始と離脱のタイミング，離脱法．In: 岡元和文，編．エキスパートの呼吸管理．東京: 中外医学社; 2008[1]）より引用．アンダーラインは筆者による．一部表現を筆者が改変．

重視の時代です．乳酸値の改善も評価します．努力呼吸パターンが減少するか？も重要な観察項目です．

pH や Lac の改善がみられない場合には，速やかに挿管・人工呼吸に踏み切るべきでしょう．

どの程度重症患者まで NPPV を使用できるのか？

当然，NPPV の扱いに慣れている施設なのか，ICU で患者を観察するのか等々，「NPPV は乗り手を選ぶ」面があるので定まった答えがあるわけではありませんが，重症呼吸不全の代表格 ARDS について考えてみましょう．

国際敗血症ガイドライン 2016
敗血症性 ARDS 患者に対しての NIV（noninvasive ventilation）の使用の推奨を行わない（推奨度やエビデンスレベルの記載なし）．
（筆者注：賛成 or 反対のいずれの立場もとらないの意）

> NPPV は NIV（noninvasive ventilation：非侵襲的換気）とも表現されます．挿管を伴う人工呼吸は，挿管や鎮静薬投与することが侵襲的であるので invasive ventilation と表現されることに対しての用語です．

解説（抜粋）
NIV は，良好なコミュニケーションが保たれること，鎮静を減らせること，挿管を避けることができるので，敗血症性 ARDS 患者に対して理論的上有効である．しかし，NIV によって，適切な PEEP と低容量換気を行うことは不可能かもしれない．また，NIV が比較的短期である心原性肺水腫や COPD 増悪といった適応とは対照的に，ARDS はしばしば数日から数週改善に時間を要し，NIV の長期使用は顔面の皮膚の損傷，不十分な栄養，呼吸筋を休ませることができないなどの合併症につながるかもしれない．（中略）ARDS 患者に NIV を使用するのであれば 1 回換気量を厳密にモニタリングすることを提案する．

国際敗血症ガイドライン 2012
NIV の利益を慎重に考慮され利益がリスクを上回るとき，敗血症性 ARDS 患者の一部において NIV を使用されるべきである（grade 2B）．

2012 年のガイドラインにおいて，すでに，敗血症性 ARDS 患者に対する NPPV の使用はやや慎重であったのですが，2016 年のガイドラインにおいては推奨の判断自体が保留となりました．もともと小さな 2 つの RCT（ランダム化比較試験）において NPPV の有用性が示されていた

だけだったのですが，比較的規模が大きい FLORALI 試験（n=310, → p.113）において，通常の酸素療法群・ネーザルハイフロー群に比して NPPV 群が最も予後が悪かったことから，推奨が変更されたようです．この推奨の変更は筆者にとって納得できるものでした．

　ARDS の呼吸管理の要諦，すなわち肺保護換気は，低容量換気・適切な PEEP です．必要とする PEEP 表10 は酸素濃度に応じて高くなり，例えば酸素濃度 80％ であれば 14cmH$_2$O もの PEEP 設定をしなければなりません．例えば V60 ベンチレータは EPAP 25cmH$_2$O まで設定することができるというものの，NPPV による達成は現実的ではありません．

　また，侵襲的人工呼吸（挿管を伴う一般的な人工呼吸）において，低容量換気というコンセプトは理解しても，患者の過大な自発呼吸に悩まされることは少なくありません．それもあって，以前は ARDS に対しての人工呼吸といえば，「自発呼吸を温存しましょう」が人工呼吸器セミナーの決まり文句でしたが，近年「自発呼吸の害」がいわれ，重症 ARDS に対しては時間を限定して筋弛緩薬を使用する考えが広まりました．通常，筋弛緩薬使用の前に鎮静薬を増量し，なんとか「暴れる自発呼吸」を鎮めようと努力します．

　NPPV は，意識を保つことが原則であり，鎮静薬を投与したとしても最小限にしなければならず，暴れる自発呼吸をおさえることはできません．侵襲的人工呼吸以上に，低容量換気を達成できず苦労することになりがちです．それが，理論と実臨床の乖離につながりガイドラインの推奨変更につながったと思われます．また，NPPV 機器に表示される換気量をしっかり観察し，過大な換気量となっていないか観察する必要があります．

表10 F$_I$O$_2$ と PEEP の対応表

F$_I$O$_2$	0.3	0.4	0.5	0.6	0.7	0.8	0.9	1.0
PEEP	5	5〜8	8〜10	10	10〜14	14	14〜18	18〜24

ARDS network の研究における低い PEEP 群．高い PEEP 群においてはさらに高い圧設定がなされる．

挿管・しっかり鎮静・しっかり人工呼吸が必要な症例がある

> **症例 I** 60代，女性
> 起床時より「頭が痛い」といっていたが，数時間後半狂乱となり筆者施設ERへ．血圧130/50　心拍数95回/分　呼吸数30回/分　SpO$_2$ 96%（室内空気）乳酸値（Lac）8.5mmol/L
> プロポフォールを注入しながら，ルンバール施行
> 髄液細胞数：23000個/mm^3　髄液糖：0mg/dL !!
> 尿・髄液双方から，肺炎球菌抗体が検出され，肺炎球菌による重症髄膜炎であることが判明．
> 重症敗血症と判断し鎮静・挿管・人工呼吸管理（PCV・A/C）に踏み切った．
> 挿管から30分経過したあたりから，自発呼吸数が減少，人工呼吸器設定換気回数15/回となり明らかに「楽そうに」なった．乳酸値（Lac）も減少傾向となった．
> （引用：小尾口邦彦．ER・ICU診療を深める I 救急・集中治療医の頭の中 Ver.2. 東京：中外医学社；2016[9]）

　この患者は恐ろしい速さで進行する肺炎球菌による敗血症でした．ただし，呼吸数は多いものの酸素化は良好であり，以前なら「酸素投与なしにSpO$_2$ 96%もあるのに挿管するの？」と問われてもおかしくない症例でした．マスクによる酸素投与が適切でしょうか？意識を保ちながらNPPVによる人工呼吸が適切でしょうか？

　挿管・人工呼吸管理には4つの適応があります．
① 酸素化の障害　例）肺炎などによる低酸素
② 換気の障害　例）COPD急性増悪などによる二酸化炭素貯留
③ 意識障害患者のエアウェイプロテクション　例）意識レベルが悪い頭部外傷患者の誤嚥予防
④ 患者呼吸仕事量の軽減

　NPPVも人工呼吸器であることから，厳密には人工呼吸の適応が①②④であり，挿管の適応が③です．
　近年，適応④が重視されます．本患者の呼吸数は30回/分もありました．読者自ら30回/分で呼吸する状況を想像してください．数分間ではありません．長時間その呼吸を続けなければならないのです．健康人で

あっても倒れてしまいます．その呼吸を重症患者が強いられるのです．
　重症敗血症であり，まして病状が悪くなりつつある段階であれば，しっかり人工呼吸により患者呼吸仕事量を軽減することが重要です．患者は身の置き所のない苦しさにいます．鎮静薬を投与し「眠らせてあげる」ことも重要です．症例のような敗血症患者に，挿管・人工呼吸を行いしっかりサポートすると，急に「楽そうになる」シーンがみられることが珍しくありません．そのとき，筆者は「ここまでサポートしてくれるのならすべておまかせするわー」というメッセージを感じます．

　NPPV により呼吸の改善がみられないときあるいは遅いとき，諦める気持ちも大切です．

NPPV 続行に固執しがちである心理を感じた症例

症例 2 60 代，男性．
現病歴：呼吸困難感を主訴に ER を受診した．胸部 X 線写真・CT にて右下葉の大葉性肺炎を認めた．
既往歴：事故で数十年前に左肺を全摘出した．事故の際の輸血により HCV 感染．高度肝硬変，低血小板症あり．

入院 1 日目　図 14a, b
　数日前の温泉入浴歴があったこと，片肺患者であることから広域・複数の抗菌薬投与が開始された．血液ガス（リザーバー付マスク酸素 10L/分，ICU 入室時）pH 7.350，PaO_2 70.0mmHg，$PaCO_2$ 33.9mmHg，BE −6.4 であり，酸素療法で経過観察をした．

入院 2 日目（NPPV 1 日目）　図 14c
　呼吸数が増加，酸素化能が悪化したため人工呼吸を行うこととなった．低免疫患者であることから，NPPV を導入することとなった．
　導入後血液ガス（NPPV S/T モード IPAP 10cmH$_2$O，EPAP 4cmH$_2$O，酸素濃度 40%）pH 7.306，PaO_2 82.6mmHg，$PaCO_2$ 44.3mmHg，BE −4.2．

入院 3 日目（NPPV 2 日目）　図 14d
　呼吸状態に大きな変化はないが，胸部 X 線において右肺の透過性は低下し，右横隔膜も上昇．

> CQ9 推奨：免疫不全患者の急性呼吸不全に対し，NPPV を人工呼吸管理の第一選択とすることを推奨する．［エビデンスレベル II，推奨度 A］
> 日本呼吸器学会．NPPV（非侵襲的陽圧換気療法）ガイドライン（改訂第 2 版）．

ここからの治療方針が大議論となりました．

若手 ICU 担当医「血液ガスは横ばいでありやや頻呼吸が続いているものの，さらに悪化はしていません．もう少し NPPV で経過観察したいです．」
筆者「NPPV 導入から 40 時間以上経過しているが，右下葉の無気肺は悪化しているようにみえる．もともと余力がない患者であり，NPPV を諦めるタイミングなのではないかな？」
若手 ICU 担当医・担当看護師「NPPV でせっかく，ここまでがんばったのに…」

筆者の横やりに対してかなり悔しそうな表情．
挿管・侵襲的人工呼吸を開始．挿管チューブの深さを確認するための胸部 X 線写真にて，肺の無気肺は速やかに改善していた 図14e ．
入院 6 日目自己抜管があり，そのまま酸素療法に移行．その後の経過は良好であった．

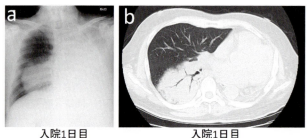

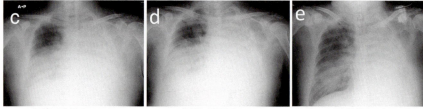

入院2日目（NPPV）　　入院3日目（NPPV）　　入院3日目（挿管・人工呼吸）
図14 片肺患者の大葉性肺炎の治療経過

そもそも，「本症例に NPPV の適応があったのか？」は微妙です．急性期 NPPV がもっとも効果を発揮するのは短時間で改善がみこめる心原性肺水腫や COPD 増悪です（国際敗血症ガイドライン 2016，→ p.86）．48〜72 時間以内に回復がみこまれる病態であるかが，1 つの目安となります．本症例は免疫能が低い患者における大葉性肺炎であり，短時間での回復は難しいと考えれば，はじめから挿管し侵襲的な人工呼吸を行ってもよかったのかもしれません．感染の治療にはドレナージが重要であり，肺

炎においては痰の喀出がそれにあたります．肺炎にNPPVで対処する場合は，痰が少なく喀出良好であることが重要です 表2 （→ p.65）．筆者は，肺炎は必ずしもNPPVの得意な疾患ではないと考えています．また，NPPVは単純な無気肺の治療には非常に有効ですが，本症例のように肺炎による無気肺に対しては非力であると筆者は考えています．

> 単純な無気肺とは，例えば手術中の側臥位や大きな1つの痰によって生じた，いわば「一過性の」無気肺です．

コンコルド効果という心理学用語があります．かつてイギリスとフランスが共同開発した超音速旅客機コンコルドに由来します．開発途中で大幅にコストがかさみ何度も中止が検討されたが，「ここまで開発に向けて頑張ったのだから…」と中止することができなかったことに由来します．コンコルドは完成したものの定員が少なく燃費が悪く航続距離も短かったため，全20機しかつくられず商業的には大失敗とされました（現在運航されていませんが，航空機マニアの間では，今も絶大な人気があります）．ある対象への投資が損をすることがわかっているにも関わらず，それまでの投資をもったいないと感じ，そのまま投資を続けることをコンコルド効果とよびます．

NPPVは相当手間がかかる治療です．様々なコツがあり，医療者のパッションも必要とします．意識を保つこと，咳嗽反射を保つことなどの利益が，手間を上回るからこそ選択する治療であり，一方，ダメだと判断したらドライに侵襲的人工呼吸へスイッチできるか，その能力を問われるデバイスでもあります．

【参考文献】

1) 岡元和文, 菊池忠. 人工呼吸開始と離脱のタイミング, 離脱法. In: 岡元和文, 編, エキスパートの呼吸管理. 東京: 中外医学社; 2008.
2) 日本呼吸器学会NPPVガイドライン作成委員会. NPPV（非侵襲的陽圧換気療法）ガイドライン（改訂第2版）. 東京: 南江堂; 2015.
3) Hardin M, Silverman EK, Barr RG, et al. The clinical features of the overlap between COPD and asthma. Respir Res. 2011; 12: 127.
4) 日本呼吸器学会COPDガイドライン第4版作成委員会. COPD（慢性閉塞性肺疾患）診断と治療のためのガイドライン. 大阪: メディカルレビュー; 2013.
5) Dreher M, Storre JH, Schmoor C, et al. High-intensity versus low-intensity non-invasive ventilation in patients with stable hypercapnic COPD: a randomised crossover trial. Thorax. 2010; 65: 303-8.
6) Su X, Meng ZT, Wu XH, et al. Dexmedetomidine for prevention of delirium in elderly patients after non-cardiac surgery: a randomised,

double-blind, placebo-controlled trial. Lancet. 2016; 388: 1893-902.
7) Avramescu S, Wang DS, Choi S, et al. Preventing delirium: beyond dexmedetomidine. Lancet. 2017; 389: 1009.
8) Su X, Wang DX, Ma D. Preventing delirium: beyond dexmedetomidine – Authors' reply. Lancet. 2017; 389: 1009-10.
9) 小尾口邦彦. ER・ICU 診療を深める 1 救急・集中治療医の頭の中 Ver.2. 東京: 中外医学社; 2016.

眼鏡をかけることができる NPPV マスク

　眼鏡を普段着用する患者が，NPPV 施行中であっても着用できればよいであろうことは想像に難くありません．日常生活に近い状況をできる限り調えることは，せん妄予防につながるとされます．

　従来の NPPV 鼻マスク・鼻口マスクともに鼻部分が邪魔となり眼鏡着用はできませんでした．トータルフェイスマスクは眼鏡のフレームがおさまらずやはり使用できません．おさまっても曇るため使用できないでしょう．アラマビューフルフェイスマスク（フィリップス・レスピロニクス社）図15 は眼鏡を着用できる点において画期的です．鼻骨部分に接しないので，同部位に難をかかえる患者にとっても福音となりそうです（こちらが開発目的のようです）．

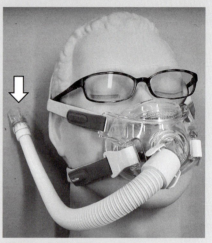

図15　眼鏡着用できる NPPV マスク
ただし，付属回路末端（⇨）以降に圧力ポートを設置しなければならない．

　NPPV 専用機用マスクは，圧チューブをつなぎ回路内圧を測定するための圧力ポートを通常もつのですが，本製品はもちません．V60 ベンチレータなどの NPPV 専用機にこのマスクを使用するときは，マスク本体から相当距離があるところ（⇨）に圧力ポートをもつ回路を組みこまざるをえません．トリロジー（➡ p.18）は本体で回路内圧測定をするので，トリロジーを用いて NPPV 施行するのであれば本製品を即使用できます．NPPV 専用機の多くは，マスク本体に圧力ポートをもつことにより，「患者に近いところで圧モニタリングをしているので，患者呼吸との同調性が高い」ことを謳っているのですが，その"売り"が失われることになります．

　ぜひ本製品の形状で圧力ポートをもつマスクを発売して欲しいものです．

CHAPTER 08

こういうことだったのか!! NPPV

COPD 患者の NPPV 換気を考える

> **COPD の定義**
> タバコ煙を主とする有害物質を長期に吸入曝露することで生じた肺の炎症性疾患である．呼吸機能検査で正常に復すことのない気流閉塞を示す．気流閉塞は末梢気道病変と気腫性病変が様々な割合で複合的に作用することによりおこり，通常は進行性である．臨床的には徐々に生じる労作時の呼吸困難や慢性の咳，痰を特徴とするが，これらの症状に乏しいこともある．
> （引用：日本呼吸器学会 COPD ガイドライン第 4 版作成委員会．COPD（慢性閉塞性肺疾患）診断と治療のためのガイドライン．大阪：メディカルビュー；2013[1]）

　NPPV は，COPD 患者呼吸不全における登板シーンが多く，エビデンスも抜群です（→ p.67，表4）．COPD という疾患の特性，人工呼吸管理するうえでの問題点の両方を理解しなければなりません．

　まずは，COPD の人工呼吸管理において問題となりやすい Auto PEEP の解説です．Auto PEEP の解説のかなりの部分が，重症 COPD 患者における NPPV 管理の注意点につながります．

Auto PEEP（内因性 PEEP）
（オート）

　まだまだ知名度が低いですが，人工呼吸に関わる者は必ず理解しなければならない言葉です．

　人工呼吸の大切な原則として「肺に送りこんだエアを全部出してから，次の呼吸（吸気）に移らなければならない」があります．通常の肺であればエアをだすことはたやすいことです．風船の口を開放するとあっという間にしぼむイメージです．一方，喘息や COPD といった病態においては，呼気時に胸腔内圧が上昇したとき，肺胞が虚脱するより先に肺胞手前の末

梢気道がつぶれます．よって息を十分吐くことができず，肺胞内にエアが残ります．紙袋をつぶすイメージです．このように呼気終末においても肺胞に陽圧が残る現象をエアトラッピング，それにより生じる圧をAuto PEEPとよびます．

外科手術後などで挿管されたCOPD患者（COPDの増悪なし）に侵襲的人工呼吸（挿管を伴う人工呼吸）を行うとき，換気回数を20回/分程度以上に設定すると，容易にAuto PEEPが発生することに驚きます．まして，COPDが増悪したらさらに発生しやすい状況となります．

Auto PEEPは人工呼吸中に発生するだけではなく，COPDや喘息の患者の呼吸状態が悪くなり頻呼吸となると発生します．その状態に，不適切な人工呼吸を施すと，患者を助けるはずの人工呼吸によって呼吸状態を著しく悪化させることとなります．

Auto PEEPの発見

近年，人工呼吸器グラフィックが重視されます．Auto PEEPの発見は，人工呼吸器グラフィックの面目躍如たるところです．

流速波形は通常，上向きが人工呼吸器から患者への流速，下向きが患者から人工呼吸器への流速があることを示します 図1 ．グラフィック3本柱といえる

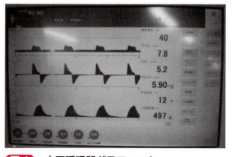

図1　人工呼吸器グラフィック
気道内圧波形（最上段）・流速波形（中段）・換気量波形（最下段）を同時表示させた画

気道内圧波形・流速波形・換気量波形を同時表示させたとき，通常中央に位置します．

息を吐いてから次の吸気に移らなければならないので，呼気流速波形は必ず基線にタッチし 図2a丸 ，その後，吸気波形が始まらなければなりません．これはマストです．基線にタッチすることなく，いきなり呼気に転じていればAuto PEEPが発生していることを意味します． 図2b丸 を目に焼きつけてください．このパターンをみつけたら，Auto PEEPの

CHAPTER 08：COPD 患者の NPPV 換気を考える

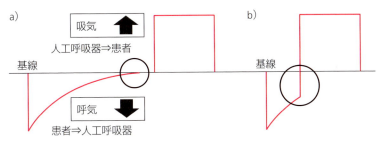

図2 流速波形
a) Auto PEEP なし　b) Auto PEEP あり

発生です．

また，COPD 人工呼吸患者の $PaCO_2$ が貯留傾向だからといって，安易に換気回数を増やすと，一気に Auto PEEP が生じることがあります **図3** ．

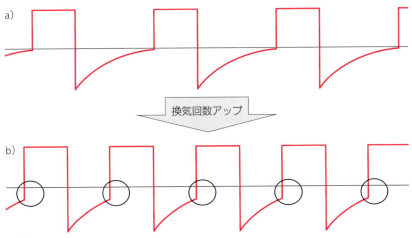

図3 流速波形
a) 呼気流速波形が基線にタッチしてから，すぐに吸気が開始しており，ぎりぎりのタイミングで Auto PEEP の発生なし．このようなケースで安易に換気回数を増加させると Auto PEEP が発生しやすい．
b) Auto PEEP あり

NPPV 専用機において，Auto PEEP をグラフィックから発見することはおそらく難しい

　侵襲的人工呼吸（挿管して行う人工呼吸）の流速波形を用いることにより Auto PEEP 波形を発見することは容易です．重症 COPD 患者において 図2, 3 のような波形が発見されることは珍しくありません．特に COPD 患者において Auto PEEP が発生していないか常にマークします．

　理論的には NPPV 専用機においても同様に発見できるはずです．しかし，実際には NPPV 専用機で Auto PEEP 波形をみつけることは難しいです．NPPV 専用機にモデル肺を接続し Auto PEEP 波形をだす実験をしましたが，通常ありえない高 IPAP・換気回数を用いてやっと Auto PEEP 波形がえられました 図4．

　Auto PEEP 波形は，「呼気の排出にきわめて時間がかかる⇒流速がなかなか落ちない⇒次の吸気がくる」ことにより表現されます．NPPV 専

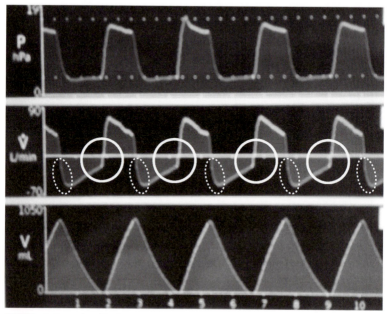

図4 NPPV 専用機（V60 ベンチレータ）グラフィックにおける Auto PEEP 波形（実線白丸）

CHAPTER 08：COPD 患者の NPPV 換気を考える

用機はインテンショナルリークをつくるために回路に呼気孔をもちます（→ p.13）．肺からの呼気が遅れても，「呼気の排出にきわめて時間がかかる⇒呼気はなかなか回路にでてこないが，呼気孔があるため回路側において速やかに流速は減少する⇒機器はあくまで回路側でモニターする」からではないかと考えています．

NPPV 専用機においては，グラフィックからの Auto PEEP の発見は難しいといえます．

COPD 患者において Auto PEEP は容易に発生することを常に意識し対応せざるをえません．

「**人工呼吸器との非同調が Auto PEEP の存在を教える**」という人工呼吸器業界の格言？があります．人工呼吸器の換気回数が，患者の実際の呼吸回数を下回る場合には，ミストリガー（うまくトリガーできていないこと）を意味します．吸気終了をトリガーできないときは，IPAP 時間が長く EPAP に移行しません．長い IPAP 時間はグラフィックからわかるときがあります．トリガー感度を鋭敏にすることは当然ですが，それでも改善しないとき，特に COPD 患者においては Auto PEEP の存在を強く疑うことになります．

> Auto PEEP に対抗するために EPAP を変更するとき（→ p.78），流速波形が参考となるときがあります．Auto PEEP が改善すると「吐かれやすくなる」ので呼気の立ち上がり **図 4 破線白丸** が速くなります（傾きが強く長くなります）．

> V60 ベンチレータにおいては，Auto-Trak という，非常に優秀なアルゴリズムをもつので，通常トリガー感度の調整は必要ありません．

Auto PEEP の問題点

① 例えば，500mL エアを送りこんだとき，495mL しか排出できていないのに，次の換気が始まったら？

5mL 肺に残りますよね．1 回換気するたびに 5mL 残れば，100 回換気すれば 500mL たまることとなります．肺は過膨張しダメージを受けますし，胸腔内圧が上がり緊張性気胸と似た病態となり低血圧・ショックとなる可能性もあります．特に VCV（従量式換気）は，容赦なく量をおしこむのでこのリスクが高くなります．圧を限定する PCV（従圧式換気）においては，循環不全とまでなることは通常ありません．NPPV も多くは圧による換気であり，侵襲的な人工呼吸（挿管を伴う人工呼吸）より低い圧設定をすることもあわせて，圧による循環不全まできたすことは少ないです．

② 人工呼吸器との同調性が悪くなる

トリガーの意は「引き金をひく」であり，汎用人工呼吸においては「自発呼吸が始まったことに機器が気付き，補助換気をはじめる」ことを意味します．さらに NPPV 専用機においては，「自発終わったことに機器が気付き，補助換気を終了する」トリガーもあります．

「患者と人工呼吸器との同調性が悪い＝自発呼吸はないのに例えば回路のゆれなどを自発呼吸ととらえる（オートトリガー）or 自発呼吸をうまくとらえられない（ミストリガー）」です．汎用人工呼吸器の圧モニターは本体に，NPPV 専用機においてはマスクに圧モニターにつながる孔があります．いずれにしても圧トリガーを用いたとき，回路内の圧が下がることを人工呼吸器は「圧が下がったので自発呼吸があった」と判断します．

圧トリガー感度を$-1cmH_2O$ と設定したとします．呼気が終わっていれば気道内圧は $0cmH_2O$ になっており，自発呼吸があれば簡単に$-1cmH_2O$ より深い陰圧となりトリガーされるはずです．

しかし，例えば呼気が終わったタイミングでも肺の内部圧 $5cmH_2O$（Auto PEEP $5cmH_2O$）が残っていたとします．圧トリガーが作動する$-1cmH_2O$ との較差は $6cmH_2O$ あり，患者は自発呼吸によって $6cmH_2O$ の圧較差をつくりださなければなりません．患者の呼吸仕事量の増加・呼吸筋疲労につながります．COPD 患者の呼吸筋疲労は，NPPV 中断⇒侵襲的人工呼吸（挿管を伴う人工呼吸）への切り替えを迫られるだけでなく，中長期的には人工呼吸離脱困難につながります．

現在，NPPV 専用機を含めたほとんどの人工呼吸器は圧トリガーではなく，より感度が高いフロートリガーを使用します．しかし，その鋭敏なフロートリガーであっても，COPD 急性増悪や喘息が重症であるとき対応が難しいときがあります．気流が極度に低下しているからです．

Auto PEEP への対処

呼気時間を確保する

息を吐くのに時間を要することが Auto PEEP を発生させることを考えれば，呼気時間をしっかり確保することが Auto PEEP 対処の大原則です．換気回数を減らすことや，呼気時間を確保するために吸気時間を短く設定します．COPD 患者の $PaCO_2$ が高いからといって，安易に設定換気回数を増やすと容易に Auto PEEP が発生します 図3．1回換気量も

重要です．大きな吸気（1回換気量）は排出に時間がかかることを意味します．そもそも，重症COPD患者のPaCO$_2$の"正常値"は多くのケースにおいて40mmHgではなく，目指してはならないケースが多いです（→ p.145）．血液ガスの中でもっとも大切なのはpHです（→ p.128）．pH 7.22~7.3程度を目標に"落としどころ"を考えます．

カウンターPEEPを設定する

先述の同調性の話の続きです．読者自身が吸気努力をする横隔膜の立場になって考えてください．

人工呼吸器が自発呼吸を感知するトリガー感度が－1cmH$_2$Oであったとすると，圧較差がなければ吸気によって－1cmH$_2$Oを発生させれば人工呼吸によるサポートが作動します．横隔膜がわずかに動けばよいです．COPDや喘息などによる気流制限があるとき肺胞内圧と人工呼吸器が測定する圧の間に，圧較差が生じます．例えばAuto PEEP 10cmH$_2$Oであれば 図5a ，10cmH$_2$Oの圧較差があることとなります．人工呼吸器ご本尊はあくまで－1cmH$_2$Oを待っているので，横隔膜は頑張って11cmH$_2$Oの圧をつくらなければなりません．

COPDの病態を非常に単純化すると，肺胞壁と末梢気道壁の脆弱化です．フニャフニャです．気道圧が高まったとき，末端にある肺胞は過膨張します．間にある末梢気管は単なる管にすぎず周囲を高圧な肺胞に囲まれており，簡単につぶれます 図6 ．これが呼出障害のメカニズムです．

呼気時に末梢気道がつぶれないようにするためには？

末梢気道を拡張させ，圧較差を消失させなければなりません．PEEPをかけてあげればよいです．理想的にはAuto PEEPと同じ圧までかけることができれば，末梢気道が開放しやすくなるはずです．COPD患者の口すぼめ呼吸（呼気時に自らPEEPをかけ気道の虚脱を防ぐ呼吸）は有名ですが，それの人工呼吸器版ですね．このようにAuto PEEPに対抗してかけるPEEPを，カウンターPEEP（counter PEEP, counterの意は「反対の」）とよびます．

図5a の状況に対して，カウンターPEEPを例えば8cmH$_2$Oをかけることにより，圧較差が減少しトリガーしやすくなります 図5b ．また，人工呼吸器との同調性を高めることだけが目標ではなく，末梢気道が開放

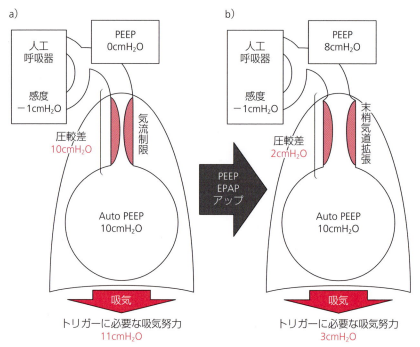

図5 Auto PEEP による圧形成とカウンター PEEP のイメージ
参考: Dean R, et al. 田中竜馬, 他訳. ヘスとカクマレックの THE 人工呼吸ブック第2版. 東京: メディカル・サイエンス・インターナショナル; 2013[2)]

することにより呼気が排出されやすくなります．本来，こちらが COPD に対して NPPV を使用する主目的です．

ただし，「いかなる COPD の人工呼吸においても，PEEP を高めにかければよい」ではありません．COPD には，肺気腫を主病態とする気腫型 COPD と末梢気道病変を主病態とする非気腫型 COPD があります 図7 ．タンク（肺胞）問題か？パイプ（末梢気道）問題か？です．パイプが詰まりかけている非気腫型 COPD であれば，カウンター PEEP によってパイプを開放することが有効です．しかし，パイプに問題がない気腫型 COPD は，高 PEEP をかけると平均気道内圧上昇を招き，肺気腫はさらに悪化するかもしれません．PEEP によって Auto PEEP が生じる可能性があるのです．気腫型あるいは非気腫型であることが明確であるケースはむしろ少なく，両者が混在した患者が多いです．見極めは簡単ではあ

CHAPTER 08: COPD 患者の NPPV 換気を考える

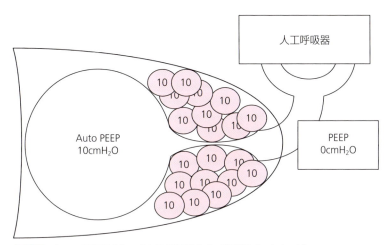

図6 Auto PEEP 10cmH₂O が発生した COPD のイメージ
末梢気道は周囲の肺胞により潰れる.
実際には, 肺胞内の圧は均一ではなくばらつきがある.

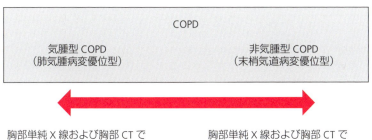

図7 COPD の亜型
引用: 日本呼吸器学会 COPD ガイドライン第 4 版作成委員会. COPD（慢性閉塞性肺疾患）診断と治療のためのガイドライン. 大阪: メディカルレビュー; 2013[1)]

りません. また, Auto PEEP があったとしても肺全体が均一の Auto PEEP ではありません. 不均一に分布した肺胞・末梢気道病変の集合体が COPD です. 「Auto PEEP に対してはカウンター PEEP をかけましょう」は一時ほど強調されなくなりました.

　実臨床においては, 患者の呼吸状態や NPPV 機器との同調性を参考にしながら EPAP（NPPV の PEEP）をアップダウンさせざるをえません.

多くの NPPV 専用機の EPAP の最低値は 4cmH$_2$O です（➡ p.10）．この圧によって，COPD や喘息の病態自体によって生じる Auto PEEP に対して，ある程度対応できると考えられています．

1 回換気量を減らす

カウンター PEEP は，圧が残った肺胞によってつぶされた末梢気道の圧を高めることで対抗するものでした．しかし本来的には，肺胞に圧が残る現象を少しでも軽減すべきはずです．肺気腫は過膨張が問題であり，「PaCO$_2$ が高い⇒1 回換気量を増やす」と単純に考えてはダメなのです．

吸入気管支拡張薬などを投与する

COPD の安定期に，長時間作用性抗コリン薬（LAMA）や長時間作用性 β2 刺激薬（LABA）の吸入が強く推奨されています．喘息症状の合併や急性増悪のエピソードが頻回である患者においては吸入ステロイド薬（ICS）も処方されます．これらを処方された患者を診療することになったときは，安易にストップしないことが大切です．

NPPV 治療は，挿管を伴う人工呼吸に比してこれらの吸入を続行しやすいことは有利です．ただし，これらの吸入デバイスは種類が多いことや製品により使用方法が異なることから，普段使用していない医療者にとっては扱いが難しい製品があります．わからなければ薬剤師の指導を仰ぎましょう．

NPPV マスクをはずさず吸入するために，吸入スペーサー 図8 を回路に組みこみ使ってもよいですが，NPPV 専用機においては呼気孔があり吸入薬が回路外にもれやすいため，吸気タイミングにうまくあわせることが必要です．インテンショナルリークがあること，総流量が多いことや

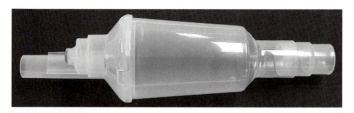

図8 筆者施設採用吸入スペーサー
商品名レスピレーサー（ジェイ・エム・エス社）

定常流（➡ p.4）によって薄まるあるいは洗い流される面があり，投与量を増やさなければならないのですが，どれぐらい増やせばよいのかはっきりしません．そもそも様々な形状の吸入デバイスにあう万能スペーサーはありません．吸入スペーサーによる投与は意外にハードルが高いです．患者本人が普段通り吸入できるのであれば，マスクをはずして自身で吸入してもらう方が合理的であると筆者は考えています．

　COPD急性増悪時には短時間作用性$\beta 2$刺激薬（SABA），プレドニゾロンの内服あるいはメチルプレドニゾロンの点滴静注を考慮します．

　重症度が高いケースにおいては，気管支鏡を積極的に使用し，痰を取り除くことが重要とする報告もあります．ただし，意識下で短時間に行うには相当なスキルを必要とします．下手な手技自体が急変につながります．喀痰分泌が多いケースは基本的にはNPPVの適応ではありません．

- COPDの増悪時の薬物療法の基本はABCアプローチで，A（antibiotics）：抗菌薬，B（bronchodilators）：気管支拡張薬，C（corticosteroids）：ステロイド薬である．
- 増悪時の第一選択薬は短時間作用性$\beta 2$刺激薬（SABA）の吸入薬である（エビデンスA）．
- 安定期の病気がⅢ期（高度の気流閉塞）以上の症例や入院管理が必要な患者の増悪では，気管支拡張薬に加えて全身性ステロイド薬の投与が勧められる．プレドニゾロン30〜40mg/日を10〜14日が1つの目安となる（エビデンスD）．
- 喀痰の膿性化があれば抗菌薬の投与が推奨され（エビデンスB〜D），人工呼吸（NPPVまたはIPPV）管理症例でも抗菌薬の投与が推奨される（エビデンスB）．

〔引用：日本呼吸器学会COPDガイドライン第4版作成委員会．COPD（慢性閉塞性肺疾患）診断と治療のためのガイドライン．大阪：メディカルビュー；2013[1]〕

COPD増悪管理のガイドライン
　2017年に欧州呼吸器学会と米国胸部学会が共同で発表したガイドラインです．推奨が7つあるのですが内4項目を掲載します（残りは家庭でのプログラム，呼吸リハビリについてのもの）．7つの推奨のうちNPPVのみが「strong」推奨でした．
- COPD急性増悪を呈する外来患者に対して，短期間（14日以内）の経口ステロイド投与をすすめる．
- COPD急性増悪を呈する外来患者に対して，抗菌薬投与をすすめる．
- COPD急性増悪を呈する入院患者に対して，消化管機能が保たれているなら経静脈ステロイド投与より，経口ステロイド投与をすすめる．
- 急性あるいは慢性疾患の急性増悪による呼吸不全を伴うCOPD急性増悪を呈する入院患者に対して，非侵襲的人工呼吸を推奨する．

〔引用：Wedzicha JA, et al. Eur Respir J. 2017; 49[3]〕

COPDは末梢気道病変なのか中枢気管病変なのか？

COPDは中枢気管にも炎症による壁肥厚があるものの，呼吸に影響を及ぼすのは末梢気道病変であることが常識でした．

近年，COPD（特に重症COPD）の努力呼気時に太いレベルの気管虚脱が観察されることが報告されます 文献4．4DCT（動きを観察するCT）を用いて観察すると，縦郭内気道（胸郭内気管〜両主気管支〜中間幹〜葉気管支）の膜様部が，最大努力呼気中に著しく陥入するのが観察されるとしています．また，COPDの画像は従来静的な評価しか行われておらず，4DCTによってようやく太い気管レベルの病変がわかるようになったことが強調されています．気管が虚脱する機序として，過膨張した肺気腫により気管が圧迫されつぶれやすくなり，いわば内側に向けて折り目ができた状況があるところに，呼気によって，ベルヌーイの定理により気管内圧が低下し虚脱するとしています．図5 はあくまで末梢気道がつぶれることをイメージしたものなのですが，このイメージで中枢気管がつぶれるとした説です．

この説が広く受け入れられるかわかりません．急性増悪した重症COPD患者の気管支鏡検査を行うと，観察できる範囲の気管がおそろしく「ぺちゃんこ」になるのを筆者は何度も観察しました．主気管支の膜様部は，輪状軟骨側に巻き込まれるよう陥入します．中枢気管も虚脱する説に，筆者はうなずける部分があります．

この着眼点からも，COPD患者の人工呼吸管理において適切なPEEPレベル（NPPVにおけるEPAP）が必要であろうと思えます．

> **ベルヌーイの定理**
> 気体や液体が定常流で流れるとき，
> $\frac{1}{2} \times (速さ)^2 + \frac{圧力}{密度} = 一定$
> 運動エネルギー保存の法則により「一定」です．
> 公式から速さが↑すると圧力が↓することがわかります．

Tモードが作動するよう設定・PCVモードへの変更でうまくいくこともある

気流がきわめて少ないCOPD患者にNPPVを使用するときは注意が必要です．

Sモード（Spontaneous：自発呼吸により作動）やTモード（Timed：一定の時間間隔で作動）を単独で選択できるNPPV専用機もありますが，

CHAPTER 08：COPD 患者の NPPV 換気を考える

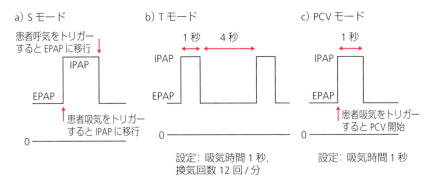

図9 NPPV の各種換気様式

　ベストセラー機 V60 ベンチレータ（フィリップス・レスピロニクス社）は S モード・T モードを単独でもたず，あくまで S/T モードです．NPPV は自発呼吸補助を重視するので，通常，自発呼吸回数＞換気回数 と設定します．

　まずは S/T モード，自発呼吸回数＞換気回数 設定を想定します．通常の患者であれば，主に S モードで作動します．S モードは，患者吸気の開始と終わりの両方をトリガーすることにより換気します 図9a．重症 COPD において気流がきわめて少ないため，ミストリガー（トリガーをうまくできない）をおこすことがあります．

● 吸気の開始をトリガーできないとき（吸気トリガーが作動しないとき）

　モニターの呼吸数（あるいは患者の胸に手をあて測定した呼吸数）＝設定換気回数で気がつくことができます．

　自発呼吸の出現が遅れたと NPPV 機器が判断し，T モードが作動します 図9b．換気は行われますが，自発呼吸回数＞換気回数 と設定しているので，NPPV の換気回数が少なく分時換気量は満足できないものとなるかもしれません．

　このようなときには，換気回数＞自発呼吸回数 とすることを考えます．主に T モードで作動するようになります．

　例えば，神経筋疾患患者への慢性期 NPPV において，T モードが好まれます．自発呼吸によってトリガーさせることが難しいからです．重症 COPD において気流がきわめて少ない状況は，神経筋疾患患者に似た面

があります．

● 吸気の終了をトリガーできないとき（呼気トリガーが作動しないとき）

　IPAP 時間が長く EPAP に移行しません．長い IPAP 時間はグラフィックからわかるときがあります．

　患者の吸気が終了しているにも関わらず人工呼吸器からの送気が長く続きます．呼吸筋の疲労や含気，胃への流入，腹部膨満などにつながります．対応方法は 2 つあります．

① PCV モードに変更する．

　呼気トリガーがオフされ吸気時間を固定設定するのが PCV モードです 図9c ．

② 換気回数＞自発呼吸回数 とする．

　T モードを積極的に作動させる作戦です．T モードは PCV モードと同じく，吸気時間は固定されています 図9b ．

自発呼吸の吸気時間がきわめて短いとき

　前述の①②は患者の自発呼吸の吸気時間がきわめて短いときへの対処方法としても使えます．最小吸気時間（Ti min など）を設定できる NPPV 機器があります．自発呼吸の吸気時間が短いとき（短時間で呼気トリガーが作動するとき），最小吸気時間を設定することにより，最低限その時間は換気補助されます．V60 ベンチレータにこの設定はありません．

　ただし，それらの対応がうまくいくこともあれば，患者の立場からすると吸気を終了させようとしているのに終了ができず，同調性が低下するときもあります．

　高度気流閉塞がある COPD 患者が，急性増悪や運動時に，息を吐く前に次の呼吸が始まり，肺が過膨張する状態があり，これを**動的過膨張**（dynamic hyperinflation）とよびます．やはり浅い呼吸を呈します．このようなケースへの対応は，吸気時間を延ばすことではありません．**気管支拡張薬や EPAP により気道を開放し息を吐くことができる状態をつくることです．**

> **$PaCO_2$ が上昇したからといって…**
> COPD 患者に NPPV を開始した状況を考えます．NPPV を装着したにも関わらず $PaCO_2$ 48mmHg がさらに 52mmHg に上がるといったことはよくあります．患者は無理に過換気によって 48mmHg であったのが，NPPV やセットで使われる鎮静薬により楽になることで換気回数が減ることによりむしろ一時的に上昇すると考えています（NPPV により呼吸数や心拍数が減るかは重要な観察ポイントです）．こういったときに，「COPD 患者は低酸素換気応答に依存しているから」といって酸素濃度を下げがちです．低酸素血症の改善や組織の適切な酸素化が重要です．また $PaCO_2$ の上昇自体は換気抑制を引きおこしません．

COPD と ARDS の人工呼吸管理の違いを考える

まずは，傷害肺の代表格，ARDS を通して肺保護換気の復習をしましょう．

低容量換気

ARDSの典型的な画像で考えましょう 図10．ARDSといっても，肺のすべてが傷害を受けているものではありま

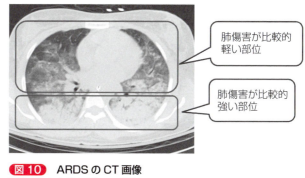

図10 ARDS の CT 画像
不均一に病変があるケースが多い

せん．傷害を受けている肺胞もあれば保たれている肺胞もあります．

傷害部分は硬いです．正常な部分は軟らかいです．普段と同じ 1 回換気量で換気をすると…傷害部分は硬いのでほとんど膨らみません．1 回換気量の大半が正常な部分に流入します．正常肺は過進展します．傷害部分はしぼんだまま，正常肺まで傷つくという最悪の状況に陥ります．

正常な肺胞が過進展することを防ぐために，1 回換気量を制限します．通常の人工呼吸においては 1 回換気量を 8～10mL/kg（理想体重）に設定しますが（筆者は 8mL/kg に設定）ARDS においては 6mL/kg から開

始し，プラトー圧（肺胞にかかる圧）≦30cmH₂O になるように，さらに1回換気量を減少させます．

High PEEP

　風船を膨らますとき，いつが大変だったでしょうか？　始めですよね．一旦ある程度膨らめば，以後は簡単に膨らみます．肺胞においても虚脱させないことが大切です．

　ARDS の傷害された肺胞は風船のゴムがおそろしく厚くなった状態に例えることができます．正常な肺胞でも一旦，虚脱したら膨らますのにエネルギーを要しますが，傷害された肺胞はさらにエネルギーを要します．一旦縮めば二度と膨らまないかもしれません．

　よって，呼気において肺を虚脱させないために PEEP をしっかりかけることが重視されます．ARDS の重症度に応じて高い PEEP が必要となります．単純化するために，重症であるほど高い酸素濃度に設定されていると考え，F_IO_2 に応じて PEEP を設定します　**表**．

表　F_IO_2 と PEEP の対応表

F_IO_2	0.3	0.4	0.5	0.6	0.7	0.8	0.9	1.0
PEEP	5	5〜8	8〜10	10	10〜14	14	14〜18	18〜24

ARDS network の研究における低い PEEP 群．高い PEEP 群においてはさらに高い圧設定がなされる．

　「肺保護換気の要諦は，低容量換気と High PEEP である」ことはしっかり理解しましょう．

　重症 COPD の換気においても，換気量と PEEP の設定に注意が必要ですが，ARDS のそれとは「全く違う」理由によるものです．

重症 COPD の 1 回換気量設定

　ARDS に対しての低容量換気の目的は，機能が残った健康肺部分を過膨張から守ることです．

　重症 COPD の多くは，すでに過膨張となっており，さらに過大な 1 回換気量を設定すると過膨張が助長されます．増悪した過膨張肺によって気道に圧がかかり Auto PEEP をさらにおこしやすくなります　**図6**．1回

CHAPTER 08：COPD 患者の NPPV 換気を考える

換気量が大きいことは「たくさん入ったら，出るのにも時間がかかる」ことを意味し，呼気時間が長くなります．その点においても Auto PEEP がおこりやすくなります．これらの意味において，大きな 1 回換気量設定は慎まなければなりません．

重症 COPD の PEEP 設定

ARDS に対しての PEEP の役割は肺の虚脱を防ぐためのものです．

重症 COPD の肺胞は虚脱どころか，むしろ過膨張しています．重症 COPD に対しての PEEP は，あくまで末梢気道の閉塞を開放するために用います．PEEP をかけすぎると，肺の過膨張につながります．特に，気道閉塞がないタイプの COPD 図7 においては，過膨張を増悪させるのみであり PEEP の悪い面が前面にでます．よって，"ほどほどの" PEEP 設定をします．

もちろん COPD 患者に ARDS を合併といったケースもあります．非常に難しい管理が必要であり，そもそも NPPV による対応は不可能でしょう．

本 CHAPTER を通じて読者には，特に COPD に対しての NPPV の運転には，トレードオフ（→ p.41）の面があることを理解していただきたいです．例えば，「Auto PEEP を発生させないために換気回数を減らした方がよい」という記述がある一方，「換気回数を増やした方が，T モードが作動しうまく NPPV の運転ができることもある」など，矛盾する記述が本 CHAPTER にあります．患者の呼吸状態や患者自身の感想（これを活用できるのが NPPV の強みです），血液ガスの推移などをみながら，いろいろトライし，最適な答えを粘り強く探さざるをえないのです．

重症 COPD の急性増悪に侵襲的人工呼吸を行った患者の予後

末期 COPD の急性増悪に対して NPPV は多くのケースにおいて使用されるものの，挿管・人工呼吸に踏み切るかについて悩むことは読者の皆さんの施設においても多いのではないでしょうか．

在宅酸素療法を要する COPD を重症 COPD とし，それが急性増悪し

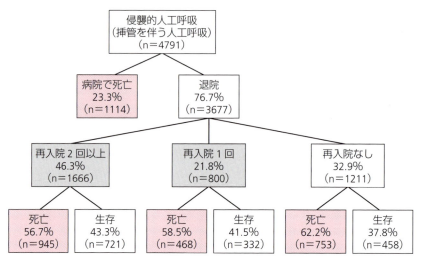

図11 重症 COPD 患者に侵襲的人工呼吸をしたときの予後
引用: Hajizadeh N, et al. Thorox. 2015; 70: 294-6 [5] より筆者が再構成

　侵襲的人工呼吸（挿管を伴う人工呼吸）を行った患者の1年後の予後を調べた研究（アメリカ）があります 文献5．全体の23.3％がそのまま院内死亡し，退院した患者も1年後に全体に対して45.5％が死亡，退院患者の内67％以上が1年以内に再入院し，その52.1％がCOPDによるものであったとしました 図11．一旦退院できた患者の26.8％が退院30日以内に，12.3％がそれ以後にnursing home（医療介護を必要とする患者のための施設）に入所したとしています．非常に予後が悪いことを強調した論文です．

　著者らは，「我々の研究結果は，COPD急性増悪により呼吸不全に陥った状況において，生存率や，再入院・nursing homeへの入院などQuality of Lifeに影響を及ぼす予後を数値化することにより，侵襲的人工呼吸を受け入れるかどうかの患者の意思決定に役立つであろう」と述べています．

CHAPTER 08: COPD 患者の NPPV 換気を考える

> **筆者のトラウマ体験**
> 　COPD 末期といえる 70 歳代患者（在宅酸素療法導入済み，酸素流量 4〜6L/分）が COPD 急性増悪により ICU へ入室した．
> 　本人，妻の強い希望は「やれることはすべてやって欲しい」であり挿管・人工呼吸に踏み切った．呼吸状態はやや改善したものの人工呼吸から離脱できず，気管切開を行い，人工呼吸を継続した．気管切開に伴い鎮静薬を減らし意識を覚醒させようとしたが，呼吸苦が強く鎮静薬を再開せざるをえなかった．患者は ICU 退室数週間後死亡した．
> 　後日，筆者と筆者上司（当時）は，妻からよびだされた．
> 　涙が止まらない妻「あんなに苦しんで亡くなるとは聞いていなかった．やりきれない．」
> 　猛抗議は長時間に及んだ．

　筆者が救急集中治療医として駆けだしの頃の症例です（当時 NPPV は一般的ではなく，NPPV で乗り切れる症例でもありませんでした）．
　COPD 末期は "worse than death（死より悪い）" と表現されることがあります．

- 長期人工呼吸を必要とする多くの疾患は気管切開に伴い鎮静薬をオフすることができるが，真の呼吸不全末期においては呼吸苦が強く鎮静薬オフなどできないことは少なくない．
- COPD 末期に挿管や気管切開を伴う人工呼吸を行ったが回復が思わしくないケースは，一方で人工呼吸により生命維持をギリギリ可能とする酸素化はなされるため，時間をかけて亡くなるケースが多い．

　こういった要素が "worse than death" 状態を生み出すと実感しました．筆者は COPD 末期患者の急性増悪をみると今もこのエピソードを思いだし胸が苦しくなります．
　2017 年 4 月，成人肺炎診療ガイドライン 2017（日本呼吸器学会）が出されました．それまで，市中肺炎（CAP），院内肺炎（HAP），医療・介護関連肺炎（NHCAP）のそれぞれにガイドラインがあったのですが，統合したものです．注目点の 1 つに「治療しない選択肢」が提示されたことがあります．明らかに終末期である肺炎患者に，ときに広域抗菌薬を投与しながら，「本当にこの治療を患者が望んでいるのか？」と感じるシーンは多くの病院において珍しくないのではないでしょうか．ただし，「倫理的なことも考慮して治療を選んでもいい」と書かれており「安易に終末期治療を中止しよう」ではありません．多職種で終末期患者のエンドオブ

ライフを考える仕組みづくり自体が求められています．終末期といえばガンがイメージされやすいですが，COPD末期を含むガン以外の終末期への早急な仕組みづくりが必要であり，始まっているとも感じます．

【参考文献】
1) 日本呼吸器学会COPDガイドライン第4版作成委員会．COPD（慢性閉塞性肺疾患）診断と治療のためのガイドライン．大阪：メディカルレビュー；2013.
2) Hess DR, Kacmarek RM. 田中竜馬，他訳．ヘスとカクマレックのTHE人工呼吸ブック 第2版．東京：メディカル・サイエンス・インターナショナル；2015.
3) Wedzicha JA, Miravitlles M, Hurst JR, et al. Management of COPD exacerbations: a European Respiratory Society/American Thoracic Society guideline. Eur Respir J. 2017; 49.
4) 北岡裕子．コペルニクスな呼吸生理―かわる！わかる！おもしろい！．東京：克誠堂出版；2015.
5) Hajizadeh N, Goldfeld K, Crothers K. What happens to patients with COPD with long-term oxygen treatment who receive mechanical ventilation for COPD exacerbation? A 1-year retrospective follow-up study. Thorax. 2015; 70: 294-6.

CHAPTER 09

こういうことだったのか!! NPPV

NPPV vs ネーザルハイフロー

FLORALI 試験　文献 1

高二酸化炭素血症を伴わない急性呼吸不全患者をネーザルハイフロー群・酸素療法群（フェイスマスク）・NPPV 群に分けた．
- 28 日時点の挿管率（プライマリーアウトカム（主要評価項目））
  ネーザルハイフロー群 38％，酸素療法群 47％，NPPV 群 50％と，ネーザルハイフロー群 38％において低かったが，統計的有意差はなかった（P=0.18）．
- 人工呼吸器なしで過ごせた期間（ventilator-free days）
  ネーザルハイフロー群 24±8 日，酸素療法群 22±10 日，NPPV 群 19±12 日とネーザルハイフロー群において有意に長かった．
- ネーザルハイフロー群と比較した 90 日死亡ハザード比
  酸素療法群 2.01，NPPV 群 2.50（両者共統計的有意差あり）．

　FLORALI 試験は NPPV マニアに衝撃を与えました．ネーザルハイフローの成績が明らかによく，NPPV は酸素療法にすら劣る可能性を示唆するものであったからです．この結果だけから判断すると，グッバイ NPPV となりそうです．
　FLORALI 試験は，急性呼吸不全患者を対象としているのですが，各群とも急性呼吸不全の原因の 8 割弱が肺炎（市中肺炎 61〜67％，院内肺炎 11〜14％）であり，気管支喘息，慢性呼吸不全の増悪，心原性肺水腫，重篤な好中球減少症を除外しています．
　Oh, No !! FLORALI 試験は，NPPV によってホームランがでる可能性がある慢性呼吸不全の増悪と心原性肺水腫を除外して行われているのです．そして，得意とはいい難い肺炎（→ p.91）が対象の 8 割なのです．そりゃー，NPPV に不利な結果がでるのは当然ですよね．FLORALI 試験において，低酸素を伴う急性呼吸不全 2506 例から，いろいろな理由をつけて症例を除外し残ったわずか 310 例を 3 群に分けたことにも相当批判があります．

> ネーザルハイフロー（nasal high flow: NHF）は, high flow therapy（HFT）や high flow nasal cannula（HFNC）が学術用語としては一般的ですが, 日本においてはネーザルハイフローが代名詞となった感があり, 本 CHAPTER においてもそれを採用します.

　NPPV がブームになった 2000 年代初頭, 集中治療や呼吸療法関連学会に行くと NPPV 一色でした. そして, 2010 年代, ネーザルハイフローが登場すると, 今度はネーザルハイフロー一色です. 両者の違いを考えてみましょう.

　本 CHAPTER の NPPV 機器は V60 ベンチレータ（フィリップス・レスピロニクス社）を想定します.

　まずはネーザルハイフローの効果について考えてみましょう.

① 呼吸仕事量の軽減　図1

　逃げ場がない鼻腔に 30L/分を超す高流量のエアをおしこみます. 患者の吸気スピードと同程度かそれより速いエア供給のおかげで, 呼気の仕事量が軽減されます.「患者の吸気をおしこんでくれる」イメージです.

② 解剖学的死腔（鼻腔）の洗い流し　図2

> **解剖学的死腔とは**
> 1回換気量を 500mL とします. 実際に換気に関与するのは 350mL 程度です. 我々はすべてを呼出することはできず, 口腔〜肺胞直前の気管支の部分の呼気ガスが体内に残るからです. これを解剖学的死腔とよび, 約 150mL あるとされます.

　解剖学的死腔は 150mL, その内, 鼻腔の容積が約 50mL を占めるとされます. 1回換気量を 500mL として考えます.

通常の呼吸　1回につき 500mL をだし入れしているようにみえますが, 酸素を吸いこみ二酸化炭素をだすためのリアルな1回換気量は 350mL であるといえます. これを, ガス交換を担う肺胞を換気する量として, 肺胞換気量とよびます.

ネーザルハイフローを使用　ネーザルハイフローのすごい流量がわずか 50mL の鼻腔に流れこみます. 鼻腔を経由する患者呼気は, ネーザルハイフローの供給エアと鼻腔内で激しくぶつかり, 乱流をつくり鼻腔から外界に放出されます. 次の吸気が始まる時点で, 鼻腔内にはほぼ二酸化炭素が残っていない状態となります. 鼻腔 50mL が解剖学的死腔ではなくなったといえます. 1回肺胞換気量は 400mL になります.

　1回肺胞換気量 350mL ⇒ 400mL ということは, 換気能力が 400/350=1.14 倍になったといえます. これはすごいことです. 従来の酸素療法, すなわちマスクや鼻カニューラについて語るとき, 酸素化につ

CHAPTER 09：NPPV vs ネーザルハイフロー

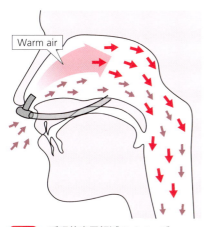

図1 呼吸仕事量軽減のイメージ
パシフィックメディコ社イラストを同社の許可をえて掲載

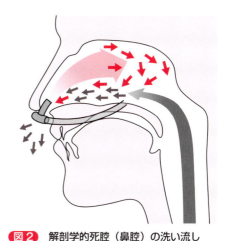

図2 解剖学的死腔（鼻腔）の洗い流しのイメージ
パシフィックメディコ社イラストを同社の許可をえて掲載

いては議論できても，換気の話をすると「お前，わかっていないな…」といわれました．酸素化（PaO_2）と換気（$PaCO_2$）の話はあくまで別物であり，切り離して考えなければならないからです．しかし，酸素療法の中でネーザルハイフローだけは，換気の話ができることとなります．

③ 軽いPEEP？ 表1

　"ネーザルハイフローによるPEEP"が語られるとき，ほぼ同一研究者によるデータやグラフが引用されます．表1 もその研究者によるデータです．

　閉口　流量に応じて，平均気道圧は上昇しています．ネーザルハイフローの最高流量は通常60L/分ですが，それに近い50L/分によって，約3cmH$_2$Oの平均気道圧が計測されました．

　開口　流量に応じて，平均気道圧は上昇するのですが，閉口に比して平均気道圧は約半分です．

　開口・酸素流量50L/分での平均気道圧1.73cmH$_2$OをPEEPとよぶにはあまりに寂しく，平均気道圧を上昇させたいのであれば，閉口でなければなりません．気道内圧を上げるには口が閉じていなければならないのは

想像に難くありませんが，閉口であっても酸素流量50L/分で約3cmH$_2$Oです．非常に小さな値です．さらに，多くの重症患者は，開口しています．"口が半開き"でもダメです．口を完全に閉じていない限り，気道内圧上昇は限られたものとなります．nasal CPAPなりnasal NPPVには，口を閉じる（閉じざるをえない）メカニズムがありますが，ネーザルハイフローにはありません（⇒ p.125）．

また本来のPEEPは吸気・呼気関係なくかかりますが，ネーザルハイフローにおいては呼気時間に主に気道圧が高くなるので，PEEPという表現は正確ではなく，「PEEP様呼気圧」などと表現されます．

表1 流量によるネーザルハイフロー平均気道圧

流量 (L/分)	閉口 (cmH$_2$O)	開口 (cmH$_2$O)	P
30	1.93±1.25	1.03±0.67	0.046
40	2.58±1.54	1.30±0.80	0.03
50	3.31±1.05	1.73±0.82	<0.001

（平均±SD）
Respir Care. 2011; 56: 1151 より引用

NPPV vs ネーザルハイフロー

① 酸素濃度・吸気流量

重症患者の最大吸気流速は100L/分にも及ぶことがあります．

NPPV 酸素配管につなぐNPPV機器であれば，酸素濃度は21〜100％の間で自由に設定できます．NPPV機器はブロワーとよばれる高性能扇風機を内蔵します．ブロワーの最大流速は200〜250L/分にも及び，機器が自動的に調整します．それによって患者の吸気流速が極度に高いとき，リークが多いときの両者に対応できます．

設定酸素濃度＝患者が吸う酸素濃度です．

> 1回換気量=500mL，吸気時間1秒とすると，500mL/秒=30000mL/分=30L/分です．一般的に**30L/分をヒトの吸気流速**とし，酸素療法において重視される数字です．近年，30L/分では全く重症患者の吸気流速に追いつかないことが知られるようになりました．詳しくは，拙著『こういうことだったのか!!酸素療法』（中外医学社）を参考にしてください．

CHAPTER 09：NPPV vs ネーザルハイフロー

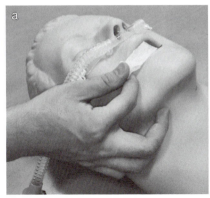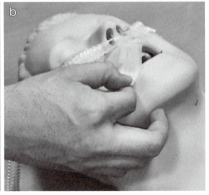

図3 ティッシュペーパーによるネーザルハイフロー流量不足の口元での判定方法

ネーザルハイフロー 酸素濃度と酸素流量の設定をします．流量の上限は60L/分（70L/分の製品もあり）です．

例えば50%・30L/分に設定したとします．患者が普通の呼吸をしているのであれば，ヒトの流速と同じであるので，50%の酸素を吸っていると考えることができます．しかし，酸素療法を必要とする重症患者の流速は50L/分あるかもしれません．もっと速いこともあります．患者の吸気流速に供給エアが追いつかないために室内空気を吸いこむことになります．従来の酸素療法の説明に用いられる，酸素流量に応じた吸入酸素濃度表は，目安というより best effort 値（最良の条件が整ったときのみ発揮される値）でした．ネーザルハイフローはそれらと比較すると設定酸素濃度に近いとはいえますが，正確とはいえません．

ネーザルハイフローは「おつりがでるほどの」十分量のエアを流すことを目指します．「おつりがある」のであれば，呼気時のみならず吸気時にも余ったエアが排出されます．観察者の耳を患者鼻孔なり口脇に近づけてネーザルハイフローの流量が足りているか判定することを「吸気フローノイズを感じる」といいます．感じることは結構難しいので，筆者はティッシュペーパーの一部を切り取り，患者口元に近づけます．流量が不足していると吸気時に口に引き寄せられ **図3a**，呼気時に口元から離れます **図3b**．「おつりがでる」ほどの流量であれば，口元に引き寄せられません．

② 呼吸仕事量の軽減

NPPV NPPVは人工呼吸の一種であり，駆動圧「IPAP-EPAP」に応じて呼吸仕事量を相当減らします．一方，人工呼吸と患者が非同調であるときは，患者の呼吸に逆らう動作となり，逆に呼吸仕事量呼吸筋の疲労に結びつくかもしれません．エアが気管より食道に入ることにより，胃膨満が出現し誤嚥リスクが上がるかもしれません．

ネーザルハイフロー 酸素療法であり，呼吸筋の負荷を軽減するという意味においての呼吸仕事量軽減はありません．ただし，**解剖学的死腔の洗い流し**にあったように1回肺胞換気量が1.14倍になるということは呼吸が楽になる面があり，「呼吸筋の仕事量が減る」といった直接的な軽減はないにしても，間接的な「呼吸仕事量の軽減」はありそうです．ただし，過大な評価は禁物であると筆者は考えています．呼吸筋を直接的に休ませることが重症患者において大切であると考えるからです．

③ PEEP

NPPV EPAPがPEEPを意味し，ネーザルハイフローよりはるかにしっかりかけることができます．COPDや肺水腫においてPEEPが大きな意味をもちます．

ネーザルハイフロー ネーザルハイフローが登場したとき，「酸素療法であるにも関わらずPEEPがかかるんですよー」とプロモーションにおいて強調されました．現在，プロモーションにおいてPEEPが強調されることはほぼなくなりました．

④ 鎮静

NPPV 鎮静薬を用いないのが原則（→ p.83）というものの，意識が清明すぎると，マスクを嫌がる患者が少なからずいるため鎮静薬を併用するケースが日本では多いようです．

鎮静薬としてデクスメデトミジン（プレセデックス®）を用いることが多いですが，約5000円/Vであり数V/日必要であることを考えると相当なコストとなります．

ネーザルハイフロー 苦痛はなく，鎮静を必要とすることはありません．

デクスメデトミジンの適応は「集中治療における人工呼吸中および離脱後の鎮静」「局所麻酔科下における非挿管での手術および処置時の鎮静」です．人工呼吸離脱後にネーザルハイフローを使用するのであれば適応にあてはまりますが，それ以外はデクスメデトミジンの適応外使用となります．ネーザルハイフロー装着患者にデクスメデトミジンを使用することは「適応外使用でもあえて使うか？」という問題だけでなく，出来高算定患者（高額医療患者やDPCを採用していない病院の患者など）においては，おそらく保険審査で"切られます"．

⑤ インターフェース

NPPVのマスクの扱いについては濃密に他CHAPTERで説明しました．

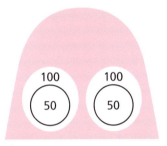

図4　鼻孔とプロング断面積の関係

ネーザルハイフロー　鼻カニューラはプロングとよばれます．MDRPU（→p.29）の発生の報告がないわけではありませんが，患者にとって楽であり，医療者にとっても管理が楽であることは間違いありません．

解剖学的死腔の洗い流しのためにはプロングが鼻孔の半分程度を占有するのが望ましいとされ，プロングサイズの選択の際に考慮にいれます 図4 ．

プレシジョンフロー®（日本メディカルネクスト社）は，酸素と空気のブレンドと流量調整を電子制御することにより，他社のシステムでは使用できない極小孔プロングを使用できることを強みとしており，極小孔によるジェットにより洗い出し効率向上・気道圧上昇がみこめるとしています．他社は開始流量として30L/分程度を推奨するのですが，プレシジョンフロー®においては20L/分を開始流量として推奨しており，酸素の節約ができるとしています．

⑥ 加温加湿

両者とも人工呼吸器用加温加湿器を使用します．ベストセラー人工呼吸器用加温加湿器MR850（Fisher & Paykel社）の使用を想定します．MR850は侵襲モードと非侵襲モードをもちます 図5 ．以前は，挿管

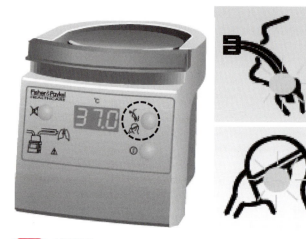

図5 MR850
侵襲モード（上）と非侵襲モード（下）

モード・非挿管モードとよばれていました．
　両者とも加湿器用蒸留水を大量に消費するので，蒸留水切れに注意しなければなりません．
　NPPV　侵襲モード（加温加湿器本体37℃，回路内で40℃に加温）の方が，加湿能力は高いはずですが，顔の表面温度は32〜33℃であり，侵襲モードを用いると顔面は結露でドボドボ，マスクは曇り前がみえなくなるので，非侵襲モードで"我慢"します．回路内が少し曇る程度を目指します．
　ネーザルハイフロー　侵襲モード（加温加湿器本体37℃，回路内で40℃に加温）を選択します．従来，鼻カニューラによる酸素投与は鼻への不快感から流量の上限はせいぜい4L/分程度でしたが，鼻カニューラに人工呼吸器用加温加湿器を組み合わせるという大胆な発想によってブレイクスルーしました．

⑦ 診療報酬点数（平成28年度）（1点＝10円，1日あたり）

　呼吸関連4学会から強い要望があったこともあり2016年，ネーザルハイフローは酸素療法（65点）から切り離され保険収載されました．人工呼吸器加算に比べて非常に低かったことから関係者の失望を招きま

た．ネーザルハイフローは人工呼吸に比して手間が非常に少なく，高く設定すると過剰な使用が予想され，やむを得ない面があると筆者は考えています．いずれも，ICU 内での使用はいわゆる"まるめ"であり，算定できません．

NPPV 人工呼吸器加算　819 点
ネーザルハイフロー ハイフローセラピー　160 点

⑧ コスト

　下記以外に酸素，回路，加温加湿器，加湿器用蒸留水のコストを要します．酸素は 0.18 円/L 程度であり，酸素療法，人工呼吸のいずれにおいても 10L/分以上は請求できないのでかなりのコストとなります．

NPPV ベストセラー機 V60 ベンチレータ（フィリップス・レスピロニクス社）であれば，本体が 300 万円程度，リユース可能な NPPV マスクは 2〜3 万円程度します．患者への最善なマスクフィッティングを考えると種類，サイズともに多数用意する必要があります．

ネーザルハイフロー 本体は 70 万円程度，自施設がもつ人工呼吸器用加温加湿器を流用できるなら 40 万円程度です．プロング（鼻カニューラ）は 2000〜3000 円程度です．

⑨ 医療者の手間・熟練度

NPPV　NPPV 装着患者の管理をしていると，「手間だけで考えると侵襲的人工呼吸（挿管を伴う人工呼吸）の方が余程楽である」と思えることは少なくありません．手間がかかっても NPPV にトライするのは，挿管自体が非常に有害であり，COPD 増悪や急性心不全などの病態に対する患者の死亡率を改善する強いエビデンスがあり，患者の利益＞医療者の手間となるからです．医療者が NPPV という医療行為自体へ信頼感をもっているか，医療者のパッションがあるか，医療者が NPPV を習熟しているかが NPPV の成功のカギとしていわれます．また，NPPV の研究が難しいのは，そういった要素に大きな施設間較差があり平準化が難しいことがあります．

　「乗り手を選ぶ」のが NPPV です．

ネーザルハイフロー アラームが鳴ることもなく，非常に管理が楽です．

ネーザルハイフロー（酸素流量 50L/分・酸素濃度 80％）を使用した外傷性 ARDS 患者をみたことがあります．画像所見は非常に悪いにも関わらず，その時点において患者は"けろっと"していました．本来，早く挿管・人工呼吸に切り替えるべきでしたが，結果的に挿管のタイミングが遅れたと感じました．
　ここらへんが，ネーザルハイフローのすごいところであり怖いところです．従来の酸素療法であればアップアップであった患者が，「楽そうになる」ことは多いです．ネーザルハイフローを活用することにより，挿管を避けることができるシーンは非常に増えたと感じます．
　一方で，酸素流量 50L/分・酸素濃度 80％などという条件を必要とする状態が本当にネーザルハイフローの適応でしょうか？　高濃度酸素による肺傷害が避けられません．また，呼吸仕事量の軽減といっても限定的なものです（呼吸不全が軽度〜中等度であればその限定的なパワーでも効果的であることは否定しません）．重症患者においては，人工呼吸によりしっかりサポートし患者が呼吸に使うエネルギーを最小限とすることが重要なのです．

読者自身が COPD 急性憎悪患者になったと仮定し，想像してみよう

　　普段から在宅酸素療法・鼻カニューラによる酸素投与を欠かせないもののそれなりに対処し生きています．
　　ある日，息を吐くのがさらに苦しくなりました．なんとかがんばって息を吐きます．翌日，さらに苦しくなりました．翌々日，朦朧とするようになり妻が救急車をよびました．

　　読者が細いストローをくわえ，それを通じてのみの呼吸を強いられた状況を想像してください．元気な読者であっても 1 時間もがんばれないのではないでしょうか．COPD 急性増悪の多くは，数日の経過で悪くなります．その間，COPD 患者は呼吸筋・呼吸補助筋のすべてを動員して気道閉塞と戦います．医療機関にたどりついたときには，呼吸筋・呼吸補助筋は疲れきっています．だからこそ，人工呼吸により筋肉をしっかり休ませることが重要なのです．ネーザルハイフローではなく NPPV を選択することが重要なのです．日々休まず働くことを前提とした呼吸筋は，本来疲労に強いはずであり，数日サポートすればモリモリ回復するケースが多いのです．

筆者が考える NPPV とネーザルハイフローの使い分け

　冒頭の FLORALI 試験に戻りましょう．高二酸化炭素血症を伴わない急性呼吸不全患者を対象としていました．換気不全がない，少なくとも換気不全が顕著となっていない患者と読み替えることができます．

　人工呼吸器である NPPV の強みは，ネーザルハイフローよりしっかり換気ができ PEEP をかけることができることにあります．換気が保たれている患者を対象とする FLORALI 試験において NPPV が思わしくなかったのは当然であるといえます．しかも NPPV が得意とする慢性呼吸不全の増悪と心原性肺水腫は除外されていました．

　$PaCO_2 > 48mmHg$ をネーザルハイフローの適応とならないとする報告もあります **文献2**．換気不全の目安を $PaCO_2 > 48mmHg$ としているのですね．この報告の著者は，Ⅱ型呼吸不全（二酸化炭素の増加を伴う呼吸不全，COPD など）に対してネーザルハイフローを使用すべきではないとしています．Ⅰ型呼吸不全（二酸化炭素の増加を伴わない呼吸不全）⇒ネーザルハイフロー，Ⅱ型呼吸不全⇒ NPPV とするシンプルな考えもあります．筆者は，$PaCO_2 > 48mmHg$ はおそらく絶対的なものではなく，例えば普段から CO_2 が相当貯留している患者においては，$PaCO_2$ が 50mmHg 程度あっても，"普段と比較すると換気不全とはいえず" ネーザルハイフローの選択もありえると考えています．

　筆者は，NPPV の強みを発揮し，非常に強いエビデンスをもつ心原性肺水腫と COPD 増悪は NPPV を選択すべきと考えます．呼吸性アシドーシスの改善を狙うのであれば，もちろん NPPV です．それ以外の呼吸不全に対しては，換気不全があれば NPPV，換気や PEEP が重要ではない呼吸患者に対しては，NPPV であろうがネーザルハイフローであろうがどちらでもよいと考えます．どちらでもよい症例に対しては，マスクによるストレスがなく医療者の労力を必要としないネーザルハイフローの方がよいかもしれないと考えています．

　ネーザルハイフローが無効であった症例に対して，次に NPPV を試すのか，いきなり侵襲的人工呼吸（挿管を伴う人工呼吸）に移行するのかという問題もあります．換気不全があったがそれをネーザルハイフローでカバーできていなかったと判断するなら，あるいはしっかり PEEP をかけ

ることで酸素化を改善する見込みがあるのであれば，NPPVをトライする価値はあるであろうし，あてはまらないのであれば速やかに侵襲的人工呼吸に移行するべきかもしれません．

【参考文献】
1) Frat JP, Thille AW, Mercat A, et al. High-flow oxygen through nasal cannula in acute hypoxemic respiratory failure. N Engl J Med. 2015; 372: 2185-96.
2) 宮本顕二．高流量鼻カニュラ酸素療法．日呼吸会誌．2014; 3: 771-6.
3) 小尾口邦彦．ER・ICU診療を深める1　救急・集中治療医の頭の中 Ver.2. 東京: 中外医学社; 2016.

CHAPTER 09: NPPV vs ネーザルハイフロー

コラム COLUMN
nasal CPAP とネーザルハイフローは違う

　ネーザルハイフローの効果が今も PEEP から語られやすい原因として，閉塞型睡眠時無呼吸症候群（obstructive sleep apnea syndrome：OSAS）に用いる nasal CPAP 図6 にスタイルが似ていることもあるのではと感じます．実際，nasal CPAP の鼻マスクをネーザルハイフローに移植したスタイルのプロングが発売されました 図7 ．

　閉塞型睡眠時無呼吸症候群患者（OSAS）に対しての CPAP 治療の意味は，「閉塞した気道を CPAP により広げる」だけではありません．多くの患者には口呼吸の習慣があり，睡眠中の口呼吸は舌根沈下，喉頭蓋の後方への倒れこみなどにより気道が閉塞しやすいとされます．加湿装置である鼻腔をバイパスするため，気道が乾燥することが閉塞を助長させます．CPAP により，口呼吸の習慣から鼻呼吸の習慣に導くことに意味があるとされます．筆者は「なぜ，CPAP が鼻呼吸習慣に導くのだろう？？？」と思っていました．

　家庭用 nasal CPAP を試す機会がありました．閉口時には，やや違和感があるもののたいして不快感はありません．しかし，開口するとすごい流量となり，口からエアがこぼれるのがわかりました．喉が非常に不快です．閉口せざるをえません．CPAP 機器が CPAP（PEEP）圧を保つために，流量を大幅にアップさせたのです．「なるほど…，口を開けると不快になるので，口を閉じざるをえなくなり鼻呼吸に矯正されるのだな．」と実感しました．

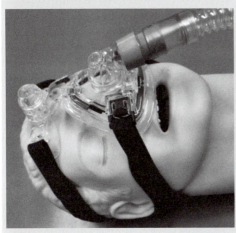

図6 nasal CPAP

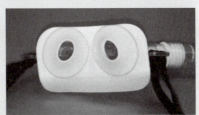

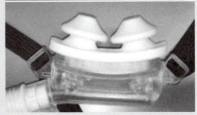

図7 mediOx（パシフィックメディコ社）

ネーザルハイフローの流量は口を開けようが開けまいが設定したまま固定です．流量が固定されているのであれば，口を開けた方が楽です．ネーザルハイフローを必要とする患者の多くは重症であり，口が半開きであることが多いです．nasal CPAP のように自ら口を閉じることは期待できません．

　家庭で用いる睡眠時無呼吸症候群用の CPAP 機器は，圧や流速の変化から，AHI（apnea hypopnea index：無呼吸低呼吸指数，1 時間あたりの無呼吸回数）を簡易的に測定することができるものがあります．患者のエアウェイの開存状態をモニタリングし記録する機能をもつものがあります．さらに携帯電話網を使用してデータを，担当医療機関に自動転送する機能をもつ機種もあります．医師はそのデータをもとに患者指導にあたることが可能です．

CHAPTER 10

こういうことだったのか！NPPV

NPPVがテーマの本だけど，重症呼吸不全患者の血液ガス解釈を復習する

　血液ガス解釈は難しいですよね．血液ガスに悩む医療者を教育する機会があることもあり，「超かんたんに血液ガスを理解できる」といった趣旨の血液ガスの本を10冊以上買い集め研究したことがあります．筆者の結論は「誰もがかんたんにわかる血液ガス本」はおそらくないであろうというものです．

　血液ガス，チンプンカンプンさんにとって特に「きつい」のはアニオンギャップです．多くの成書には「必ず計算しましょう」とあります．アニオンギャップを計算しないと治療がうまくいかないことはそれほどないと筆者は思っています．アニオンギャップ上昇の大きな要素としてLac（乳酸）が含まれます．Lacをお気軽に測定可能となったのはここ10年であり，従来は臨床現場で簡単に測定できなかったのでアニオンギャップにより推定せざるをえませんでした．今やLacは血液ガス分析装置のみならず簡易検査装置で測定できます．むしろLac値やそのトレンドをもとに，なぜLacが上昇しているのか，治療の効果判定，患者の予後を推測することが重要です．ケトン，腎不全，薬剤性（サリチル酸中毒）など，その他アニオンギャップ上昇の原因はありますが，ケトンや腎不全は検査によりわかりサリチル酸中毒は病歴聴取が重要です．代償性変化の程度の予測式があり，「代謝性アシドーシスに隠れる，代謝性アルカローシスをみつける」などという高度な技にもつながります．が，臨床医療にはあまり役立ちません（と筆者は思っている）．さらにStewart Approachなる新しい酸塩基平衡概念が登場しました．アニオンギャップ概念を別角度から追究するものです．あくまで従来の血液ガス解釈（Traditional Approach）を理解したうえでとり組むもので，「血液ガス，チンプンカンプンさん」が手をだせるものではありません．解説書も現時点では乏しいです．

筆者が考える，急性期医療における「血液ガスに関してこれだけは理解しておいた方がいいよー」を本CHAPTERで整理します．

> Q：血液ガス測定項目pH，$PaCO_2$，HCO_3^-の内，最も重要な項目は？

血液ガスを読むとき，他の検査と同様に「PaO_2は70mmHg以上欲しい，pHの正常値は7.40，$PaCO_2$は40mmHg，HCO_3^-は24mmol/Lをキープしたい」となりがちです．そして，「$PaCO_2$は50mmHgか．高いな．換気設定を変えて40mmHgを目指そう」となりがちです．単純に$PaCO_2$ 40mmHgを目指せばよいのでしょうか．
まずは先の質問への答えです．

> A：血液ガス測定項目pH，$PaCO_2$，HCO_3^-の中で，**最も重要な項目はpH**

細胞内の有害代謝産物の大半は酸性です．酸塩基平衡とは基本的に「酸に傾こうとする体をいかにして中性に維持するか」の仕組みです．アルカリ化の問題もありますが，基本的に「酸化との戦い」です．
なぜ中性（pH＝7.4）を維持する必要があるのか？
我々の体は多くの酵素反応により維持されています．酸性に傾くとそれらの反応が鈍り生命維持ができなくなります．だからこそpH維持が大切なのです．

少し高校化学の復習をしましょう．

強酸と弱酸

強酸というと「強い酸」をイメージしがちですが，「強くイオンに分離する酸＝ほとんど100％分離する酸」です．
強酸の例：塩酸

塩酸　水素イオン　塩素イオン
$HCl \rightleftarrows H^+ + Cl^-$ ほとんどが分離しイオンの状態

同様に弱酸というと「弱い酸」をイメージしがちですが，「弱く分離する酸＝ほとんどイオンに分離しない酸」です．ほとんど分離しないということは「必ず少し分離する」ことがポイントとなります．後ほど説明します．

弱酸の例：炭酸

$$\underset{\text{炭酸}}{H_2CO_3} \leftrightarrows \underset{\text{水素イオン}}{H^+} + \underset{\text{重炭酸イオン}}{HCO_3^-}$$ ほとんど分離しない（必ず少し分離する）

pHの定義（提唱者によるもの）

1mol＝6.0×10^{23} 個

現代のpHの定義は変更されているのですが，pHの提唱者によるものがイメージをつかみやすいです．

水（H_2O）の中にわずかにH^+とOH^-が存在します．pHは水1L中のH^+の量を示します．

pHの例
pH 2＝0.01mol
pH 5＝0.00001mol
pH 7＝0.0000001mol

pHは対数を用いて計算するので，pHが1下がればH^+の数が10倍に増えます．

HCO_3^-（重炭酸イオン）

HCO_3^-（重炭酸イオン）はアルカリ因子です．なぜ，重炭酸イオンは名前に酸があるのにアルカリとして振る舞うのでしょうか？

そもそも酸とはずばりH^+でした．体内でH^+が生じたとき，そこにHCO_3^-があれば炭酸になろうとします．炭酸は弱酸だからです．HCO_3^-はH^+の処理係といえます．

$$\underset{\text{水素イオン}}{\underset{\text{これこそが酸}}{H^+}} + \underset{\text{重炭酸イオン}}{HCO_3^-} \Rightarrow \underset{\text{炭酸}}{H_2CO_3}$$

酸を消すのでアルカリとして振る舞う

我々の体はどのように酸を処理する？

　我々の体は，生きていくうえで常に膨大な量の酸（H^+）を発生し続けます．

　そして発生する H^+ に HCO_3^- をぶつけ続け炭酸に変化させます．炭酸は容易に水（H_2O）と二酸化炭素（CO_2）に分解します．液体（血液）の中の酸（H^+）が，単なる水と，気体として容易に体外へ放出できる CO_2 に変化していることに「味わい」を感じてください．

$$H^+ + HCO_3^- \Rightarrow H_2CO_3 \Rightarrow H_2O + CO_2$$

　CO_2 が速やかに体外に排出される（順調な呼吸）ということは，式の CO_2（➡）が減少することを意味し ⇒ にどんどん反応が進まざるをえません．酸の処理がうまくいきます．

　この式には少しウソがあります．弱酸の定義を思いだしましょう．

　弱酸ということは少しとはいえ必ず分離するので，

$$H^+ + HCO_3^- \rightleftarrows H_2CO_3 \rightleftarrows H_2O + CO_2$$

が本当の式です．

　多くの成書において，

$$H^+ + HCO_3^- \Leftrightarrow H_2CO_3 \Leftrightarrow H_2O + CO_2$$

と表現されます．

　荷物を運搬するベルトコンベアにたとえて考えてみましょう．

　ベルトコンベアがうまく機能するためには？

　運び終わったものが速やかに処理されなければなりません．運び終わったものが滞留すると機能を果たせず，荷物がたまります．ベルトコンベアの始点にも荷物がたまります．

CHAPTER 10: NPPV がテーマの本だけど，重症呼吸不全患者の血液ガス解釈を復習する

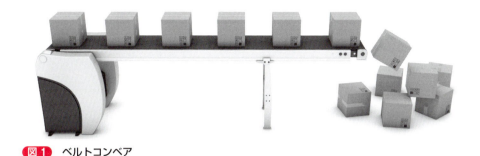

図1 ベルトコンベア

　窒息患者を想定しましょう．CO_2 の放出ができないので CO_2 の濃度が上がります．式はむしろ左⇐に進みます．窒息の進展によりさらに H^+ が増え急激に代謝性アシドーシスに陥ります．

$$H^+ + HCO_3^- \Leftarrow H_2CO_3 \Leftarrow H_2O + CO_2$$

　この式が「右方向にいくか左方向にいくか」これこそが**酸塩基平衡のメイン**です．

　酸は H^+ のみではなく，不揮発酸も生じ尿から排出されます．ただし不揮発酸は揮発酸（H^+）の 1/200 程度しかありません．窒息すれば数分で死に至ります．一方，慢性腎不全患者は週3回，1回4時間程度の透析により生きていくことができます．1/200 であることがわかるのではないでしょうか．体から産生される膨大な量の酸の排出の大半は CO_2 排出によるものであると理解しましょう．

HCO_3^- の振る舞いをイメージしよう

　HCO_3^- は酸に対抗する力をどれだけもっているかをみるパラメーターです．

　また，酸と戦うために，代償機構として HCO_3^- を産生する仕組みが体にあります．赤血球内の急性反応もあるのですが，腎臓がつくる仕組みの方が圧倒的に多いです．腎臓がつくるので**アルカリの代謝性因子**と表現します（代謝＝生体内で生じる全ての化学反応の総称）．つくるのに数日か

かります．いざショックに陥るとあっという間に減ります．供給するのに時間がかかるからです．

$PaCO_2$ の振る舞いをイメージしよう

$$H^+ + HCO_3^- \Rightarrow H_2CO_3 \Rightarrow H_2O + CO_2$$

でした．血液にとけていた酸 H^+ が気体 CO_2 に変化したととらえましょう．**CO_2 = 酸**なのです．呼吸により CO_2 を体外に放出＝呼吸により酸を放出です．CO_2 を**酸の呼吸性因子**と表現します．

CO_2 という気体に化けたことが レスポンス良好 という特徴を生みます．

台所に匂いがたちこめても換気扇を作動させればすぐに匂いはなくなります．換気量を増やせば CO_2 は簡単に減少します．逆に換気量を減らせば，CO_2 は簡単に増加します．腎臓がつくる「**アルカリの代謝性因子**」よりはるかにレスポンス良好といえます．よい意味のレスポンス良好だけではありません．鎮静薬投与，意識レベル低下などにより容易に CO_2 貯留（＝CO_2 という酸を捨て切れない状態）します．人工呼吸により容易に CO_2 低下（＝CO_2 という酸を捨て過ぎた状態）します．

血液ガスで $PaCO_2$ をみるとき，
- **換気ができているかのパラメーター**

としてみることは当然のことですが，
- $PaCO_2$ 高値 ⇒ CO_2 という酸を呼吸によって捨てられない．
- $PaCO_2$ 低値 ⇒ CO_2 という酸を呼吸によって多く捨てている．

ととらえることが重要です．

まとめると，

> $PaCO_2$ による呼吸性代償 ⇒ 即時性あり「がんばって息を吐く」
> 　　　ただし意識レベル低下・鎮静薬投与時は代償されづらい
> 　　　ただし人工呼吸により CO_2 低下方向に修飾されやすい
> HCO_3^- による代謝性代償 ⇒ 数日かかる「腎臓ががんばるが時間がかかる」
> 　　　ためるのに時間がかかるのに全身状態悪化時消費するのはあっという間

CHAPTER 10: NPPV がテーマの本だけど，重症呼吸不全患者の血液ガス解釈を復習する

アシデミア（酸血症），アルカレミア（アルカリ血症）

「血液ガスにおいて pH 7.1 なのでアシドーシスです」「血液ガスにおいて pH 7.5 なのでアルカローシスです」という表現をしがちです．10 年ほど前までの血液ガスのテキストにおいて普通の表現でした．

アシドーシスは酸塩基平衡を酸性側に傾けようとする状況，アルカローシスはアルカリ側に傾けようとする状況です．「sis」は状態の変化を表す接尾語です．

HCO_3^- が少ない　　　　　　　　HCO_3^- が多い
　⇒代謝性アシドーシス　　　　　　⇒代謝性アルカローシス
$PaCO_2$ が少ない　　　　　　　　$PaCO_2$ が多い
　⇒呼吸性アルカローシス　　　　　⇒呼吸性アシドーシス

です．そして，HCO_3^- と $PaCO_2$ の組み合わせにより血液ガスは酸性〜中性〜アルカリ性のいずれかになります．pH 7.35 以下であればアシデミア（酸血症），pH 7.45 以上であればアルカレミア（アルカリ血症）と表現します．

Q: 血液ガス測定項目 pH，PaO_2，$PaCO_2$，HCO_3^- の内，実測しているものは？

---

pH，PaO_2，$PaCO_2$ のみです．計算によって HCO_3^- を求めます．
この計算に用いられるのがヘンダーソン-ハッセルバルヒ（Henderson-Hasselbalch）の式です．

$$pH = 6.1 + \log \frac{HCO_3^-}{0.03 \times PaCO_2}$$

この式に pH，$PaCO_2$ をあてはめると HCO_3^- を求めることができます．実際，血液ガス測定機器は pH，$PaCO_2$ からこの演算を行っています．HCO_3^- を実測しません．

ヘンダーソン-ハッセルバルヒの式とか log とかを耳にすると心を閉ざす医療者は多いです．正確に覚える必要はありません．

6.1 と log を取り除いた筆者の乱暴なイメージは次の式です．

$$pH ≒ \frac{HCO_3^-}{PaCO_2}$$

←あくまでイメージです．計算としては成り立っていません．

　HCO_3^- の正常値 24，$PaCO_2$ の正常値 40 であれば pH の正常値 7.4 ですよね．

$\frac{HCO_3^-}{PaCO_2}$ が同じであれば pH は同一です．

　例えば HCO_3^- と $PaCO_2$ の間に同じ比率が保たれれば「みーんな pH 7.4」となります 表1．

表1　pH を 7.4 に保つためには…

	pH 7.400						
HCO_3^-	42	36	30	24	18	12	6
$PaCO_2$	70	60	50	40	30	20	10

　あくまでこれは $\frac{HCO_3^-}{PaCO_2}$ が一定であれば pH 7.400 近くなることを示したいための極論です．HCO_3^- と $PaCO_2$ のどちらが上でどちらが下か覚えるのは簡単です．

　分数は下から読みますよね．

　pH を $\frac{H}{p}$ と読めばよいのです．

$$pH ≒ \frac{HCO_3^-}{PaCO_2}$$

　この分数を意識しながら以後，考えていきます．

代償

　代償について復習しましょう．ここでもキモは「**最も重要な項目は pH**」です．我々の体は pH を保つために「全力でかんばります．」それが代償です．

代謝性因子⇒ $\frac{HCO_3^-}{PaCO_2}$ を一定に保ちたい！！
呼吸性因子⇒

　この分数を一定に保つために生体は代償機構を使ってがんばります．

CHAPTER 10: NPPVがテーマの本だけど,重症呼吸不全患者の血液ガス解釈を復習する

先ほどの代償因子のまとめを再掲します.

> $PaCO_2$ による呼吸性代償⇒即時性あり「がんばって息を吐く」
>   ただし意識レベル低下・鎮静薬投与時は代償されづらい
>   ただし人工呼吸により CO_2 低下方向に修飾されやすい
> HCO_3^- による代謝性代償⇒数日かかる「腎臓ががんばるが時間がかかる」
>   ためるのに時間がかかるのに全身状態悪化時消費するのはあっという間

まず敗血症の血液ガスを通じて代償についてイメージしてみましょう.

敗血症

細菌がだす毒素により様々な臓器がダメージを受けます.

① 乳酸に代表される酸が大量に産生され代謝性アシドーシスに陥ります.すなわち HCO_3^- が減少します.

$$pH \Downarrow \fallingdotseq \frac{HCO_3^- \Downarrow}{PaCO_2 \Downarrow}$$

① まず代謝性アシドーシスがおこる
② 呼吸性代償

② 我々の体のミッション(使命)は何がなんでもpHを保つことです.
$HCO_3^-/PaCO_2$ の分子が小さくなっています.

分数 $HCO_3^-/PaCO_2$ の減少〔=pHの減少=アシデミア(酸血症)の進行〕を食い止めるためには?

分母 $PaCO_2$ を小さくするしかありません.$PaCO_2$ も減少すれば $HCO_3^-/PaCO_2$ の低下は「まし」になります.代償とは「他人に代わって損害の償いをすること」です.被害を受けたとき損害の償いはしてほしいものですが,完全にはなされないのが世の常です.pHの低下は「まし」になるだけであり,pHは低下するのでアシデミア(酸血症)となります.

$PaCO_2$ の減少とは,要は頻呼吸を呈することです.ERにおいて,ショック患者があえぐような呼吸を呈することは珍しくありません.「かわいそう」という声があがりがちですが,「がんばっている」ととらえることもできます.読者には,頻呼吸をみたら「代償性呼吸ではないか?」を思えるようになっていただきたいです.

敗血症に限らず,出血性ショックなど人体がピンチに陥るとたいていはこのパターンの血液ガスとなります.

頻呼吸

かつて，呼吸数を計測することは必須観察項目でした．SpO_2 モニターの普及に伴い，呼吸数測定が軽視されるようになったといわれます．

近年，呼吸数リバイバルです．重症患者の鑑別には呼吸数が最も鋭敏であるといわれます．

- RRS（Rapid Response System：起動基準に基づき，患者に通常と違う症状がみられたとき Rapid Response Team を派遣するシステム）の起動において，頻呼吸は最重要項目です．

> **quick SOFA（qSOFA）スコア**
> 呼吸回数 22 回/分以上
> 精神状態の変化
> 収縮期血圧 100mmHg 以下

- 米国集中治療医学会が 2016 年に敗血症と敗血症性ショックの定義を 15 年ぶりに大幅に改訂し 3 版といえるものなので，Sepsis-3 と名づけました．新規項目として，ICU 外で敗血症をスクリーニングするために qSOFA が導入されました．呼吸数を含んだ 3 項目の内，2 項目を満たせばさらに細かい検討を要する SOFA スコアにて評価します．

「頻呼吸が重要らしい」と丸暗記するのではなく，「多くの重症患者は代謝性アシドーシスを呈する⇒ pH を死守するために，体は早々と呼吸数を増やすことで対処開始⇒ 呼吸数は重症患者早期発見のパラメーター」ととらえたいです．

以後，様々なパターンについて考えてみましょう．シンプルなパターンのみをまずは理解できれば実臨床においてほとんど困りません．

pH<7.35　$PaCO_2$ 高　HCO_3^- 正常

STEP1　血液ガスは pH からみる
　pH<7.35 です．アシデミア（酸血症）です．

$$pH \fallingdotseq \frac{HCO_3^- \rightarrow}{PaCO_2 \uparrow}$$

STEP2　$PaCO_2$・HCO_3^- のどちらにアシデミアの原因があるのか考える
　右の式で考えます．pH↓の原因は $PaCO_2$ です．

STEP3　代償について考える
　HCO_3^-　正常です．代償されていません．「腎臓ががんばる」には時間を要しました．おそらく，急性の経過です．

判定　急性呼吸性アシドーシス　代謝性代償なし　例：急性呼吸不全，喘息，鎮静薬の過量投与による浅呼吸

pH<7.35　$PaCO_2$ 高　HCO_3^- 高

STEP1　血液ガスは pH からみる
　pH<7.35 です．アシデミア（酸血症）です．

$$pH \fallingdotseq \frac{HCO_3^- \uparrow}{PaCO_2 \uparrow}$$

CHAPTER 10: NPPVがテーマの本だけど，重症呼吸不全患者の血液ガス解釈を復習する

STEP2　PaCO₂・HCO₃⁻のどちらにアシデミアの原因があるのか考える
　　右の式で考えます．pH↓の原因はPaCO₂です．
STEP3　代償について考える
　　HCO₃⁻高です．PaCO₂↑に対してHCO₃⁻↑することによりpH↓しないように代償機構ががんばっています．HCO₃⁻↑は「腎臓ががんばる」ので時間を要しました．少なくとも数日以上の経過です．
　判定　呼吸性アシドーシス&代謝性代償　例：重症COPD患者

pH<7.35　PaCO₂低　HCO₃⁻低（先述の敗血症のケースです）

STEP1　血液ガスはpHからみる
　　pH<7.35です．アシデミア（酸血症）です．
STEP2　PaCO₂・HCO₃⁻のどちらにアシデミアの原因があるのか考える

$$pH \fallingdotseq \frac{HCO_3^- \downarrow}{PaCO_2 \downarrow}$$

　　右の式で考えます．pH↓の原因はHCO₃⁻です．
STEP3　代償について考える
　　PaCO₂低です．HCO₃⁻↓に対してPaCO₂↓することによりpH↓しないように代償機構ががんばっています．呼吸性代償は即時性があります．
　判定　代謝性アシドーシス&呼吸性代償　例：敗血症性ショックなど多くのショック．透析前の患者においてもみられます．

pH<7.35　PaCO₂正常　HCO₃⁻低

STEP1　血液ガスはpHからみる
　　pH<7.35です．アシデミア（酸血症）です．
STEP2　PaCO₂・HCO₃⁻のどちらにアシデミアの原因があるのか考える

$$pH \fallingdotseq \frac{HCO_3^- \downarrow}{PaCO_2 \rightarrow}$$

　　右の式で考えます．pH↓の原因はHCO₃⁻です．
STEP3　代償について考える
　　PaCO₂正常です．代償されていません．本来「呼吸はすぐにがんばる」はずです．「がんばれない」原因があります．ショック晩期で体力を失い呼吸余力がなく呼吸数を増やせないのかもしれません．鎮静薬を投与したため呼吸数を増やせないのかもしれません．肺炎を合併し呼吸状態が悪く

CO_2 をうまく吐けないのかもしれません．COPD があり CO_2 をうまく吐けないのかもしれません．

判定 代謝性アシドーシス　呼吸性代償なし　例：晩期ショック，急性呼吸不全や COPD を合併した急性代謝性アシドーシス患者

pH＞7.45　$PaCO_2$ 低　HCO_3^- 正常

STEP1　血液ガスは pH からみる
　pH＞7.45 です．アルカレミア（アルカリ血症）です．

STEP2　$PaCO_2$・HCO_3^- のどちらにアルカレミアの原因があるのか考える
　右の式で考えます．pH↑の原因は $PaCO_2$ です．

STEP3　代償について考える
　HCO_3^-　正常です．時間があれば HCO_3^-↓することにより代償するはずです．おそらく，急性の経過です．

$$pH \fallingdotseq \frac{HCO_3^- \rightarrow}{PaCO_2 \downarrow}$$

判定 急性呼吸性アルカローシス　代謝性代償なし　例：過換気症候群

pH＞7.45　$PaCO_2$ 低　HCO_3^- 低

STEP1　血液ガスは pH からみる
　pH＞7.45 です．アルカレミア（アルカリ血症）です．

STEP2　$PaCO_2$・HCO_3^- のどちらにアルカレミアの原因があるのか考える
　右の式で考えます．pH↑の原因は $PaCO_2$ です．

STEP3　代償について考える
　HCO_3^- 低です．時間が経過していると考えられます．

$$pH \fallingdotseq \frac{HCO_3^- \downarrow}{PaCO_2 \downarrow}$$

判定 呼吸性アルカローシス＆代謝性代償　例：過換気設定後，時間が経過した人工呼吸患者

pH>7.45　PaCO₂ 高　HCO₃⁻ 高

STEP1　血液ガスは pH からみる
　pH>7.45 です．アルカレミア（アルカリ血症）です．

STEP2　PaCO₂・HCO₃⁻のどちらにアルカレミアの原因があるのか考える
　右の式で考えます．pH↑の原因は HCO₃⁻です．

STEP3　代償について考える
　PaCO₂ 高です．HCO₃⁻↑に対して PaCO₂↑することにより pH↑しないように代償機構ががんばっています．

$$pH ≒ \frac{HCO_3^- ↑}{PaCO_2 ↑}$$

判定　代謝性アルカローシス&呼吸性代償　例：利尿薬使用，メイロン（NaHCO₃）の過量投与

pH>7.45　PaCO₂ 正常　HCO₃⁻ 高

STEP1　血液ガスは pH からみる
　pH>7.45 です．アルカレミア（アルカリ血症）です．

STEP2　PaCO₂・HCO₃⁻のどちらにアルカレミアの原因があるのか考える
　右の式で考えます．pH↑の原因は HCO₃⁻です．

STEP3　代償について考える
　PaCO₂ 正常です．本来これはおかしいです．呼吸性代償には即時性があり，PaCO₂↑（すなわち呼吸数減少）で対抗するはずです．人工呼吸下において PaCO₂ の調節は容易であり，このような状況がおこりえます．

$$pH ≒ \frac{HCO_3^- ↑}{PaCO_2 →}$$

判定　代謝性アルカローシス　呼吸性代償なし　例：代謝性アルカローシス＋過換気設定された人工呼吸

　ヒトは調子が悪くなるとたいてい代償性アシドーシスになるのでそれ以外の原因をおさえましょう **表2**．

表2 原因別マップ

呼吸性アシドーシス	代謝性アシドーシス
呼吸数，換気量減少を伴う疾患すべて 意識レベル低下，窒息，気管支喘息，肺炎， COPD，ALSなどの神経疾患末期	感染症，循環障害，肝障害，腎障害， 多くの疾患
呼吸性アルカローシス	**代謝性アルカローシス**
過換気につながる疾患・状態 喘息早期 肺塞栓早期 不安，疼痛，過換気症候群 中枢神経障害の一部 不適切な人工呼吸による過換気	利尿薬の使用 酸の喪失 大量輸血後

血液ガスの各項目を正常化すればよいのか？

「$PaCO_2$ は40mmHg，HCO_3^- は24mmol/Lが目指すべき値」と考えがちです．注意すべきパターンをまとめてみましょう．

症例 I　ショック患者　pH 7.15，$PaCO_2$ 35mmHg，HCO_3^- 10mmol/L

アシデミアであり，原因は代謝性アシドーシスによるものです．「HCO_3^- は低いなー．$PaCO_2$ 35mmHg は正常値40mmHgよりやや低いが正常値に近く悪くない．代償のために呼吸性アルカローシ

HCO_3^- ⬇
$PaCO_2$ ⬇

スとなっているのかな．」ととらえられがちです．酸を処理するための HCO_3^- が10mmol/Lしかないということは非常にピンチです．本来，pHを7.4に近づけるためにもっとがんばらなければなりません．頻呼吸により**がんばれば $PaCO_2$ は15mmHg程度まで下がりますし，下げられます．**

この血液ガスをみるとき「HCO_3^- 10mmol/Lと極度に減っているので，pHを維持するために本来 $PaCO_2$ はもっと下がらなければいけないはず．しかし，$PaCO_2$ は35mmHg もある．うまく CO_2 をだせない理由があるの

症例 I において，代謝性アシドーシスに対しての呼吸性代償変化の大きさ（$PaCO_2$ の低下）を感覚的に説明しています．実際には予測式があり，知っていると役立ちます．
$\triangle PaCO_2 \downarrow =(1～1.3) \times \triangle HCO_3^- \downarrow$（$\triangle$=変動値）
その他の代償変化に対しても予測式があります．

CHAPTER 10: NPPVがテーマの本だけど，重症呼吸不全患者の血液ガス解釈を復習する

ではないか？」と発想しなければなりません．

「うまくCO_2をだせない理由」として，鎮静薬の使用，意識レベルの低下，肺炎やARDSなどの急性肺疾患の合併，COPDによる呼出障害，ショック発症から時間が経過し呼吸をがんばる余力がないなどがありえます．

症例2 ショック患者　pH 7.32, $PaCO_2$ 19mmHg, HCO_3^- 10mmol/L

症例1と同様にアシデミアです．$PaCO_2$は19mmHgと限界近くまで下がっています．おかげで症例1よりpHは0.17上昇しています．

- 呼吸性代償が限界までがんばってpHを維持しようとしているといえます．呼吸機能は保たれています．
- pH 7.32と正常値に近い値です．しかし，これは呼吸性代償が限界までがんばったことにより「演出された」値であり，残された時間は多くありません．さらに状態が悪化し，意識や呼吸がダウンすると急変します．ただちに対応しなければなりません．酸素化がよいと「SpO_2もいいし，呼吸もがんばってしているし…」と挿管を躊躇しがちですが，至急，挿管・人工呼吸に踏み切るべきです．

症例3 ショック患者　pH 7.00, $PaCO_2$ 70mmHg, HCO_3^- 15mmol/L

おそらくショック患者が適切な処置を受けず，意識が悪化あるいは呼吸が悪化した状態です．代償が全くできていない状態です．代償ができないとこのようにpH 7.00に接近あるいはそれ以下に簡単になります．

症例4 もともとは呼吸機能に問題のない肺炎患者．ICUにおいて挿管・人工呼吸中．調節呼吸下 pH 7.49, $PaCO_2$ 45.0mmHg, HCO_3^- 34.5mmol/L．酸素化が非常に改善したので抜管した．

↓

抜管後呼吸が浅い．意識レベルも低下．pH 7.32, $PaCO_2$ 62.0mmHg, HCO_3^- 32.2mmol/L．

この症例の抜管失敗の原因は,「高度代謝性アルカローシスを放置したままの抜管」です.

自発呼吸下に代謝性アルカローシスがあれば呼吸性代償（$PaCO_2$高値）がおこります.しかし,調節呼吸（人工呼吸）下においては呼吸機能に問題のない患者であれば$PaCO_2$を自由自在に設定できます.そして通常$PaCO_2$ 40〜45mmHg程度に設定します.

問題は,重度の代謝性アルカローシスが存在する中で人工呼吸から離脱した後です.代謝性アルカローシスがそのまま残るので,それに対して呼吸性代償がおこります.症例4において,抜管によりpH 7.49⇒7.32,$PaCO_2$ 45.0mmHg⇒62.0mmHgと激変しているのに注目してください.

人工呼吸器は「（多くの患者において）$PaCO_2$を自由自在に設定できる」ともいえるし,「酸塩基平衡の攪乱因子（特に呼吸性代償を打ち消す）」でもあります.

相当な代謝性アルカローシスがある中で抜管しても問題のない患者もいれば,本患者のように問題となるときもあります.

代謝性アルカローシスの原因

ICUに収容されるような重症患者の大半は,初期,ショックなどを原因として代謝性アシドーシスを呈します.しかし,回復軌道に乗ると一気に代謝性アルカローシスに傾くことは珍しくありません.以下にあげられるイベントがICUでおこりがちだからです.

- 大量輸血　輸血製剤は血液を凝固させないためクエン酸を含みますが,クエン酸は代謝されるとHCO_3^-に変化します.
- メイロン（$NaHCO_3$）の投与.
- 利尿薬の大量使用患者　特にフロセミド（ラシックス®）は低カリウム血症と代謝性アルカローシスを誘発します.
- 脱水　重症患者には脱水を合併していることが多く,また,「水引き」が効きすぎて脱水に陥ることがあります.脱水により$NaCl$と水を喪失します.以前は陰イオン$Cl^- + HCO_3^- =$一定でありCl^-が減るとHCO_3^-が増えると説明されました.現在機序はもっと複雑でRAA（レニン-アンジオテンシン-アルドステロン）系ホルモンの活性化が関与し代謝性アルカローシスの最大の持続因子となる

といわれます．Contraction alkalosis（濃縮アルカローシス）とよばれます．
- 胃管挿入　胃液を吸引すると，酸を喪失⇒代謝性アルカローシスとなります．

これらを原因として，「重症患者が回復したと喜んでいるが，重度の代謝性アルカローシスを呈していることに誰も気がついていなかった」事件がおこりがちです．

代謝性アルカローシス（を原因とするアルカレミア）の問題

- pH上昇によりイオン化カルシウムが減少するため筋痙攣，筋力低下，不整脈，てんかん発作などが起こりえます．
- 酸素解離曲線の左方移動　酸素解離曲線 **図2** のポイントはSを斜めにした形状（シグモイドカーブ）であることです．PaO_2が高いところ（動脈）では酸素飽和度が高く，PaO_2が低いところ（静脈）では酸素飽和度が低いのでその「落差」を利用して組織へ酸素供給します．右方移動すなわちアシデミア（酸血症）になると落差が大きいです．生命が危機に瀕するときはたいていアシデミアであり，末梢組織への酸素供給を増やし酸素需給をよくするための仕組みです．

アルカレミア（アルカリ血症）の酸素解離曲線は落差が少ないため組織への酸素供給が減ります．SpO_2は良好であっても，あまり組織へ酸素供給がなされていないことがありうるのです．

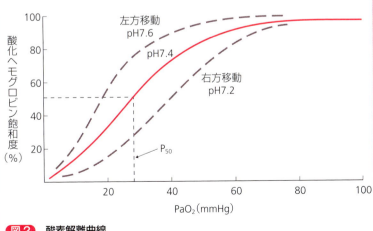

図2　酸素解離曲線

重症代謝性アルカローシス（pH＞7.55）の死亡率は50％近くに及ぶともされるのですが，それの重大性があまり知られていません．

代謝性アルカローシス（を原因とするアルカレミア）の治療
- 循環血液量の回復，低カリウム血症の是正，NaCl，KClの投与．低マグネシウム血症が隠れていることもあります．
- アセタゾラミド（ダイアモックス®）投与．
- Cl反応性代謝性アルカローシスとCl抵抗性代謝性アルカローシスがあります．補液により代謝性アルカローシスの改善がみられない場合，後者を考えます．尿中Cl濃度＞20mEq/Lも重要な所見です．原発性アルドステロン症などホルモン疾患の鑑別が必要となります．

症例5 COPD患者が肺炎をきっかけとして急性増悪し，挿管・人工呼吸が開始された．挿管直前の血液ガス pH 7.32, $PaCO_2$ 70.0mmHg, HCO_3^- 36.3mmol/L．COPD患者ではあるが，人工呼吸管理は比較的容易であり，$PaCO_2$ 低下につとめた．半日程度で $PaCO_2$ が40mmHg付近に達したが，K^+ 2.3mEq/Lと極度に低カリウム血症となり致死性不整脈が頻発した．その時点の血液ガス pH 7.55, $PaCO_2$ 40.0mmHg, HCO_3^- 35.2mmol/L．

　COPDによってもともと HCO_3^- が蓄積されていたところに（後述），急性増悪により $PaCO_2$ が貯留し，挿管に至ったケースです．本症例のように人工呼吸によって，意外にスムーズに $PaCO_2$ が改善する場合があります．こういったケースにおいて注意しなければならないのが post-hypercapnic alkalosis です．数十年前からある概念なのですが，COPDに対する人工呼吸の増加とあいまってか近年再注目されるようになりました．**文献2**．

高炭酸ガス血症後アルカローシスという用語はおそらく現代的には正しくなく（→p.133），高炭酸ガス血症後代謝性アルカローシスか高炭酸ガス血症後アルカレミアが正しい表現です．

post-hypercapnic alkalosis
（高炭酸ガス血症後アルカローシス）

　$PaCO_2$ 高値にさらされた時間が比較的長い患者においては，代謝性代償がおこり HCO_3^- も高値となります．この状態で人工呼吸により $PaCO_2$ を一気に"正常化"しても，HCO_3^- は代謝性因子であり対応するのに時間がかかるため高値のままで残ります．よってpHは急上昇しアル

CHAPTER 10: NPPVがテーマの本だけど，重症呼吸不全患者の血液ガス解釈を復習する

カレミアになります．極度のアルカレミアであれば先述の問題が顕在化します．また，アルカレミアの害への関心が少ないことも問題です．

$PaCO_2$ の正常化を急ぎすぎないことが対処方法ですが，アセタゾラミド（ダイアモックス®）を積極的に投与する考えもあります 文献3．

重症COPD患者における"$PaCO_2$ の正常化とは？"を考えなければならないのが次の症例です．

症例6 重症COPD患者　肺炎によりICUにおいて挿管・人工呼吸を行った．人工呼吸を開始した時点では HCO_3^- 高値であった．アセタゾラミド（ダイアモックス®）を用いて積極的に代謝性アルカローシスの治療をした．肺炎がよくなったので抜管することとなった．抜管直前の血液ガスはpH 7.42，$PaCO_2$ 42.0mmHg，HCO_3^- 27.4mmol/L であった．

↓

抜管後，頻呼吸・努力用呼吸となる．数時間後再挿管せざるをえなくなった．
再挿管直後の血液ガス　pH 7.23，$PaCO_2$ 60.0mmHg，HCO_3^- 27.2mmol/L.

症例4「代謝性アルカローシスの害」を若手医師に教育した後，ありがちな管理です．本患者においては抜管前に，アセタゾラミドを用いて HCO_3^- を一般的な"正常値"にしたことに問題がありました．人工呼吸中は $PaCO_2$ 40mmHg，HCO_3^- 24mmol/L を目標としがちです．

COPD＝慢性**閉塞性**肺疾患です．息を十分に吐けないため重症COPD患者は高二酸化血症を呈し，普段「元気なとき」でも $PaCO_2$ 60.0mmHg 程度あることは珍しくありません．COPD患者の外来診察において血液ガスが測定されることはあまりなく，重症COPD患者の普段の血液ガスが意識されづらい面があります．

この重症COPD患者にとってはおそらく $PaCO_2$ 60.0mmHg 程度が"正常値"です．表1（→ p.134）を振り返りましょう．pH 7.4近くをキープするためには，$PaCO_2$ 60.0mmHg であれば HCO_3^- 36mmol/L を必要とします．実際，重症COPD患者は代償性代謝性アルカローシスにより HCO_3^- 30〜40mmol/L を呈することがあります．COPDは長い経過であり，その経過の中で HCO_3^- 高値を獲得しているのです．重症COPD患者にとって，$PaCO_2$ 60.0mmHg 程度は「仕方ない値」，HCO_3^- 35〜40mmol/L は「必要な値」であり，それはpHを7.4に近づけるためです．

重症 COPD 患者の人工呼吸管理において目標とすべきは「その患者が元気なとき」の血液ガスデータです．現実には，重症 COPD 患者の「元気なとき」の血液ガスデータがあることは少ないですが，想像しながら管理することが重要です．$PaCO_2$ が高値でもコミュニケーションが普通にとれる患者は，もともと高値であった可能性が高いです．

　不用意にアセタゾラミドを過剰使用しないことは重要ですが，人工呼吸管理において $PaCO_2$ の目標値を安易に 40.0mmHg に設定しないことも重要です．$PaCO_2$ 40mmHg に設定すると数日かけて代償性代謝により HCO_3^- 24mmol/L に近づいていきます．pH 7.4 を体が目指すからです．

　最後に筆者施設実在症例を提示します．
　pH・$PaCO_2$・HCO_3^- の 3 者は 3 すくみの関係にあり，お互いにしばりあっています．血液ガスのダイナミズムを感じてください．

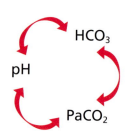

実録　どたばた症例から学ぶショック患者の pH マネージメント

> **症例7**　30代，女性．数日前より調子が悪かった．全身倦怠感，左足腫脹を主訴に筆者施設へ救急車搬送．筆者施設の受診は初めてであり，以前入院歴のある他病院は受け入れを拒否．何らかの問題行動があったと考えられた．
> 既往歴：アルコール依存症．アルコール性肝硬変．ただし，しばらく時間が経過し夫が来院してから判明した．

> 本症例の経時変化を後講釈的にみると，ICU への入室や，ビタミン B1 投与に至るまで相当時間を要しています．病歴が後からわかったことや複雑なストーリーであったこと，休日の ER においてほぼ同時に，より重症な患者がいたことが関連しています．そこらへんは「優しく」みてください．

　以降，本患者においてえられた経時的な血液ガス検査を中心に話を進めます．あくまで pH を中心に考え，なぜ pH が崩れ，そして回復するかに注目してください．

来院時　16：41

不穏状態．D-dimer 209.5μg/mL，T-bil 7.7mg/dL，D-bil 4.8mg/dL，アンモニア 323μg/mL，Ht 9.7％，Hb 3.1g/dL，血小板数 42000/μL．

	16：41
pH	7.170
HCO_3^-	7.3
$PaCO_2$	15.8
BE	−21.8
Lac	19.0

当直医は左足腫脹があったことやD-dimer 209.5μg/mLと異常高値であることから肺塞栓，急性大動脈解離などを造影CTを用いて検索しましたが否定的でした．

来院後しばらくしてから，既往歴としてアルコール依存症，アルコール性肝硬変が判明し，ビリルビンや血小板数の異常値はそれによるものと考えられました．

16：41の血液ガスデータを分析しましょう．
STEP1　血液ガスはpHからみる
　pH＜7.35です．アシデミア（酸血症）です．
STEP2　$PaCO_2$・HCO_3^-のどちらにアシデミアの原因があるのか考える
　右の式で考えます．pH↓の原因はHCO_3^-です．
STEP3　代償について考える

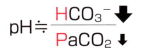

　$PaCO_2$は極度に低です．HCO_3^-↓に対して$PaCO_2$↓することによりpH↓を少しでも減らすために代償機構すなわち呼吸ががんばっています．15.8mmHgは呼吸性代償のほぼ下限値（→p.140）であり，筆者は本患者をERで診察していないのですが，あえぐような激しい深呼吸をしていたのは間違いありません．

　判定　急性代謝性アシドーシス＆極限までがんばる呼吸性代償

ICU入室　18：45

ICU入室時大声で意味不明な言動あり．会話成立せず．10分後，突然発語消失，下顎呼吸出現．挿管・人工呼吸管理開始．20：03は挿管後の

データです．

16：41と20：03の血液ガスを比較してみましょう．

pHが7.170から6.927に大幅に悪化しています．

何が悪化要因でしょうか？

HCO_3^-が少し減少したこともありますが，$PaCO_2$の上昇の要素が大きいです．時間経過，状態悪化により呼吸性代償能が落ち$PaCO_2$が上昇し下顎呼吸出現に表される心肺停止寸前の状況に至ったと考えられます．上昇したといっても$PaCO_2$の24.8mmHgは正常値40.0mmHgより相当低いです．HCO_3^-が10mmol/Lを切るような代謝性アシドーシスに対抗するためには，24.8mmHgレベルの$PaCO_2$では多すぎます．16：41の$PaCO_2$ 15.8mmHgはpHを維持するために必要だったのです．

	16：41	20：03
pH	7.170	6.927
HCO_3^-	7.3	5.6
$PaCO_2$	15.8	24.8
BE	−21.8	−24.4
Lac	19.0	20.0

$$pH ≒ \frac{HCO_3^-}{PaCO_2}$$

ビタミンB1投与　20：13

20：03の血液ガス結果から，ICU当直医によりアルコール性ケトアシドーシス（AKA）が想起されました．

	20：03	20：52	21：46
pH	6.927	7.194	7.201
HCO_3^-	5.6	8.7	8.9
$PaCO_2$	24.8	18.1	16.8
BE	−24.4	−20.2	−20.4
Lac	20	18	15

20：13　ビタメジン1A（ビタミンB1 100mg含有）投与．

20：52　HCO_3^-が少し上昇，$PaCO_2$が減少することによりpHは7.2付近に急上昇しています．AKAにおいてはビタミンB1がキードラッグであり，短時間でHCO_3^-が上昇しLacが減少していることからも効果を発揮していることがわかります．$PaCO_2$減少もビタミンB1投与により換気能力をとり戻したのかもしれません．

輸血が開始されたことにより，21：46にHt 18.2%，Hb 5.8g/dLま

CHAPTER 10: NPPVがテーマの本だけど，重症呼吸不全患者の血液ガス解釈を復習する

で貧血が改善されました．それにより酸素の需給バランスが改善したことも pH の改善に貢献したと考えられます．

再び急降下 pH 6 台突入　なぜ？　22：22

ようやく安定傾向に向かったと思われたのに血液ガスが悪化し血圧も下がりショック状態となりました．

	21：46	22：22
pH	7.201	6.982
HCO_3^-	8.9	9.7
$PaCO_2$	16.8	47.5
BE	−20.4	−19.6
Lac	15	13.8

本患者は来院時より極度の貧血がありました．筆者施設の受診歴がなく，診察途中で相当なアルコール性肝硬変が既往症として判明しました．左下腿腫脹があり，この頃にはおそらく転倒による極度の軟部組織出血が貧血の原因ではないかと考えられていたのですが，食道静脈瘤破裂を除外できていませんでした．

口腔内からの出血が多く，食道静脈瘤破裂を除外するための上部消化管内視鏡を行うこととしましたが，口が硬く開口できないため 22：08 ロクロニウム（エスラックス®，筋弛緩薬）を投与し内視鏡検査を施行しました．食道内視鏡所見は軽い食道静脈瘤はあるものの上部消化管出血はありませんでした．

21：46 ⇒ 22：22 にかけて Lac や HCO_3^- はむしろ改善しており，AKA の悪化ではありません．pH が極度に悪化したのは，$PaCO_2$ が急上昇したことによります．筋弛緩薬を投与するまでは自発呼吸が温存されており，鎮静薬の投与下においても生体が頻呼吸によって $PaCO_2$ を極度の低値とすることにより pH 7.2 をなんとか保っていました．しかし，筋弛緩薬を投与すれば当然患者自身の呼吸性代償は失われます．

本症例において筋弛緩薬を投与したときのミスは，普段の人工呼吸器管理のときのクセで，$PaCO_2$ 40mmHg 台になるように換気量を設定したことです．

人工呼吸器を過換気設定することにより pH は一気に改善　23：07

$PaCO_2$ を過換気になるように設定したところ，血圧はみるみる上昇し pH も一気に改善しました．

もちろん Lac 減少，HCO_3^- 上昇があり AKA から急速に回復しつつあ

ることもわかります.

以後は順調に回復しました.

	22：22	23：07	2：48	6：48
pH	6.982	7.303	7.369	7.432
HCO_3^-	9.7	13.2	18.5	24.6
$PaCO_2$	47.5	21.4	29.6	36.3
BE	−19.6	−14.5	−7.3	0.2
Lac	13.8	11.6	7.1	3.5

　本症例は,「アルコール依存症,アルコール性肝硬変をもつ患者が数日前に自宅で転倒.肝硬変によりもともと血小板数が少なく凝固障害もあったことから左大腿軟部組織に大量出血.そのストレスによりアルコール性ケトアシドーシスを発症,不穏状態で来院.」という複雑なストーリーでした.

　本症例の来院時血液ガス（16：41）を再掲します.HCO_3^- 7.3mmol/Lと極度の代謝性アシドーシスに対抗するために$PaCO_2$ 15.8mmHgと極度の低二酸化炭素血症となっており,あえぐような頻呼吸（クスマウル大呼吸）であったのは間違いありません.

	16：41
pH	7.170
HCO_3^-	7.3
$PaCO_2$	15.8
BE	−21.8
Lac	19.0

浅く速い呼吸
⇒呼吸性アルカローシス
大きく速い呼吸
⇒代謝性アシドーシス

　クスマウル大呼吸は,「代謝性アシドーシスに起因する,速く深い規則正しい呼吸をいう.糖尿病性ケトアシドーシスや尿毒症などでアシドーシスを補正するための代償性呼吸である（日本救急医学会）」とされ糖尿病性ケトアシドーシス,慢性腎不全末期に強調されがちです.しかし,極度の代謝性アシドーシスがあれば,患者に過換気をする能力があれば必ずクスマウル大呼吸を呈します.筆者はそのような患者をみると血液ガス検査結果の判明前から「まず間違いなく極度の代謝性アシドーシスがあるな」「頻呼吸によりpHを少しでも戻そうとしているのだな」「頻呼吸はかわいそうだけど,頻呼吸する能力は残っているのだな」の3点を感じます.

CHAPTER 10: NPPVがテーマの本だけど，重症呼吸不全患者の血液ガス解釈を復習する

重症患者を挿管・人工呼吸開始した後，高血圧⇒血圧低下・ショック状態となる理由

　重症患者が，重症であるがゆえに高血圧や正常血圧を呈することは珍しくありません．「しんどさ」の極致であり，内因性のカテコラミンがギンギンに分泌されているからです．さらに，挿管・人工呼吸を開始した途端，血圧低下・ショック状態となることも珍しくありません．主に2つの機序で説明されます．
- 苦しいためにギンギンに分泌されていた内因性のカテコラミンが，挿管・人工呼吸により「楽になる」ことや鎮静薬により「楽になる」ことにより途絶する．また鎮静薬の循環抑制作用が発揮される．
- 陽圧呼吸開始により心臓への静脈還流が減る．

　症例7のように「呼吸性代償が限界までがんばることによりかろうじてpHを保っていたのに，鎮静薬投与により呼吸努力↓し一気にpHが崩れてショック状態」は意外にあまり知られていません．

　NPPV失敗の予測因子 表3 においても「最初の動脈血のpHが低い」「NPPV導入後のpHの改善がみられない」とpHが重視されます．
- 血液ガス測定項目pH, $PaCO_2$, HCO_3^-の中で，**最も重要な項目はpH**
- **pH**を中心に血液ガスを考える（血液ガスをみるときは**pH**から）

　pHを中心に考える習慣を身につけましょう．

表3 NPPV 失敗の予測因子

- 最初の動脈血の pH が低い（7.30〜7.22：論文により異なる）
- NPPV 施行後短時間での pH の上昇（PaO_2 の低下，呼吸数の低下も同様）がみられない
- APACHE Ⅱ や SAPS Ⅱ で示される重症度が高い
- X 線上浸潤影がみられる
- マスクを長い間つけることができない
- 意識状態が悪い，改善しない

日本呼吸器学会．NPPV（非侵襲的陽圧換気療法）ガイドライン　改訂第 2 版．東京：克誠堂出版；2015[1] より引用

【参考文献】

1) 日本呼吸器学会．NPPV（非侵襲的陽圧換気療法）ガイドライン　改訂第 2 版．東京：克誠堂出版；2015．
2) Banga A, Khilnani GC. Post-hypercapnic alkalosis is associated with ventilator dependence and increased ICU stay. COPD. 2009; 6: 437-40.
3) Fontana V, Santinelli S, Intemullo M, et al. Effect of acetazolamide on post-NIV metabolic alkalosis in acute exacerbated COPD patients. Eur Rev Med Pharmacol Sci. 2016; 20: 37-43.

索　引

あ行

アクティブ回路	7
アシデミア	133
アズノール軟膏	60
アセタゾラミド	144, 146
圧	23
圧トリガー	5, 98
圧の分散効果	25
アニオンギャップ	127
アルカリ血症	133
アルカリの代謝性因子	131
アルカレミア	133
アルコール性ケトアシドーシス	148
アンインテンショナルリーク	44, 45
医療関連機器圧迫創傷	29
インターフェース	119
インテンショナルリーク	17, 45
エアクッションタイプ	53
エアトラッピング	94
エクスハレーションポート	16
オートトリガー	98

か行

解剖学的死腔	114
解剖学的死腔（鼻腔）の洗い流し	114
カウンター PEEP	99
加温加湿	119
カテーテルマウント	16
可動式額アーム	59
換気血流不均等の改善	74
患者呼吸仕事量の軽減	88
気管支拡張薬	106
気管支喘息	67
気管切開患者	16
気腫型 COPD	79, 100, 101
キャップストラップシステム	61
吸気トリガー	105
吸気フローノイズを感じる	117
急性心不全	64
強酸	128
筋弛緩薬	87
クスマウル大呼吸	150
経腸栄養	83
経腸栄養用チューブ	43
血液ガス	127
高反発	24
呼気トリガー	106
呼気ポート	15
呼気ポート付マスク	13
呼気ポートなしマスク	13
呼吸仕事量	74
呼吸仕事量の軽減	114, 118
国際敗血症ガイドライン 2012	86
国際敗血症ガイドライン 2016	86, 90
コンコルド効果	91

さ行

サポートアーム	59, 61
酸血症	133
酸の呼吸性因子	132
ジェル素材	25
ジェルタイプ	53, 56
弱酸	128

従圧式換気	97	デクスメデトミジン	83, 118
重症COPDの急性増悪	109	デュオアクティブ	31
重炭酸イオン	129	動摩擦力	35
終末期	111	トータルフェイスマスク	53
従量式換気	97	トータルリーク	43, 46
術後呼吸不全の治療と予防	66	床あたり	27
褥瘡	23	床つき	27
食道入口部開放圧	78	トリガー感度	99
シングルブランチ	6, 7	トリロジー	19
心原性肺水腫	73	トレードオフ	41
人工呼吸器グラフィック	94	ドレッシング素材	29, 60
侵襲的人工呼吸	18		
侵襲モード	80		

な行

心不全の抜管失敗予防	66
診療報酬点数	120
ずれ	23
静止摩擦力	35
成人肺炎診療ガイドライン2017	111
喘息における急性増悪予防	68
創傷被覆材	60

内因性PEEP	93
ニトログリセリン	64
ネーザルハイフロー	31, 113
濃縮アルカローシス	143

た行

は行

代謝性アルカローシスの原因	142	肺気腫病変優位型	79, 101
代謝性アルカローシスの治療	144	敗血症	89, 135
代謝性アルカローシスの問題	143	敗血症性ARDS	86
ダブルクッションタイプ	54	肺保護換気	87
ダブルブランチ	7	白色ワセリン	60
中枢気管病変	104	パッシブ回路	7
長時間作用性抗コリン薬	102	鼻マスク	53
長時間作用性β2刺激薬	102	汎用人工呼吸器	2
鎮静	83, 118	非気腫型COPD	79, 100, 101
定常流	4	鼻口マスク	53
低反発	24	非侵襲的換気	86
ディマンド方式	4	非侵襲モード	80
低容量換気	87, 107	非同調	46, 97
		皮膚・軟部組織保護	23
		肥満低換気症候群	72, 74
		頻呼吸	136

腹臥位	24
腹部膨満	46, 78
フルフェイスマスク	53
プレシジョンフロー®	119
プレセデックス®	83, 118
フロートリガー	5, 45, 98
ブロワー	20, 45
プロング	119
ペイシャントリーク	46
閉塞型睡眠時無呼吸症候群	72
閉塞型睡眠時無呼吸症候群患者	74, 125
ヘッドギア	31, 52, 53, 60, 81
ヘッドサポート	60
ベルヌーイの定理	104
ベンゾジアゼピン系薬剤	84
ヘンダーソン-ハッセルバルヒの式	133
ベント	13

ま行

マスクフィッティング	29, 53
末梢気道病変	104
末梢気道病変優位型	79, 101
慢性神経筋疾患患者	41
ミストリガー	98
無気肺	91
無呼吸低呼吸指数	126
免疫不全患者の急性呼吸不全	89

や行

予防ドレッシング	32

ら行

ライズタイム	72
リーク	43
流速波形	94

数字

Ⅰ型呼吸不全	123
Ⅱ型呼吸不全	123

欧文

ABCアプローチ	103
above PEEP 設定	12
AKA	148
apnea hypopnea index (AHI)	126
ARDS	86, 87, 107
asthma COPD overlap syndrome (ACOS)	69
Auto PEEP	93
Auto PEEP 波形	96
Auto-Trak	97
bilevel 設定	11, 12
bilevel positive airway pressure (bilevel PAP)	76
COPD	66, 93
亜型	101
増悪	103
定義	93
COPD 急性増悪	73, 75
COPD 増悪管理のガイドライン	103
counter PEEP	99
CPAP	69
CPAP モード	49, 71, 75
CS（クリニカルシナリオ）1	64
dexmedetomidine	83
expiratory positive airway pressure (EPAP)	48, 77, 101
FLORALI 試験	87, 113
Henderson-Hasselbalch の式	133

inspiratory positive airway pressure		OSAS	72
（IPAP）	76	PCV	69, 97
intentional leak	17, 45	PCVモード	71, 104
LABA	102	PEEP	87
LAMA	102	pHの定義	129
medical device related pressure ulcer		post-hypercapnic alkalosis	144
（MDRPU）	29	quick SOFA（qSOFA）	136
MR850	119	Sモード	69, 104
NGチューブ用パッド	43	S/T	69
noninvasive ventilation（NIV）	86	S/Tモード	49, 70, 75, 105
NPPVガイドライン	68	Stewart Approach	127
NPPV専用機の最低圧	10	Tモード	69, 70, 104
NPPVの適応疾患	66	unintentional leak	45
NPPVモード	22, 47	VCV	97

著者略歴

小尾口　邦彦（こおぐち　くにひこ）
1993 年　京都府立医科大学医学部卒業
　　　　京都府立医科大学附属病院研修医
1994 年　京都第一赤十字病院研修医
1999 年　京都府立医科大学大学院卒業
　　　　大津市民病院救急診療科・集中治療部
2011 年　大津市民病院救急診療科診療部長
2017 年　地方独立行政法人市立大津市民病院
　　　　救急診療科診療部長
2019 年 2 月　市立大津市民病院
　　　　　　救急診療科・集中治療部診療部長
2019 年 7 月　京都市立病院集中治療科部長

医学博士
日本救急医学会専門医
日本集中治療医学会専門医
日本麻酔科学会指導医
麻酔標榜医
京都府立医科大学臨床教授
DMAT 隊員（統括 DMAT 資格）
日本救急医学会 ICLS コース　コースディレクター
FCCS インストラクター

| こういうことだったのか!! NPPV © |

発　行	2017 年 7 月 20 日　1 版 1 刷
	2017 年 9 月 20 日　1 版 2 刷
	2020 年 3 月 25 日　1 版 3 刷
	2022 年 5 月 20 日　1 版 4 刷

著　者　小尾口　邦彦
　　　　（こおぐち）（くにひこ）

発行者　株式会社　中外医学社
　　　　代表取締役　青木　滋
　　　　〒 162-0805　東京都新宿区矢来町 62
　　　　電　話　（03）3268-2701（代）
　　　　振替口座　00190-1-98814 番

印刷・製本/横山印刷㈱　　　〈MS・AK〉
ISBN978-4-498-13036-4　　Printed in Japan

JCOPY ＜(社)出版者著作権管理機構　委託出版物＞

本書の無断複製は著作権法上での例外を除き禁じられています．
複製される場合は，そのつど事前に，(社)出版者著作権管理機構
（電話 03-5244-5088, FAX 03-5244-5089, e-mail: info@jcopy.
or.jp）の許諾を得てください．